知的生きかた文庫

漢方で勝手にキレイに自然やせ

工藤孝文

三笠書房

ラクして
自然な美しさが
引き出される！

爽快！
気分が整う！

体が持つ
本来のパワーが目覚める！

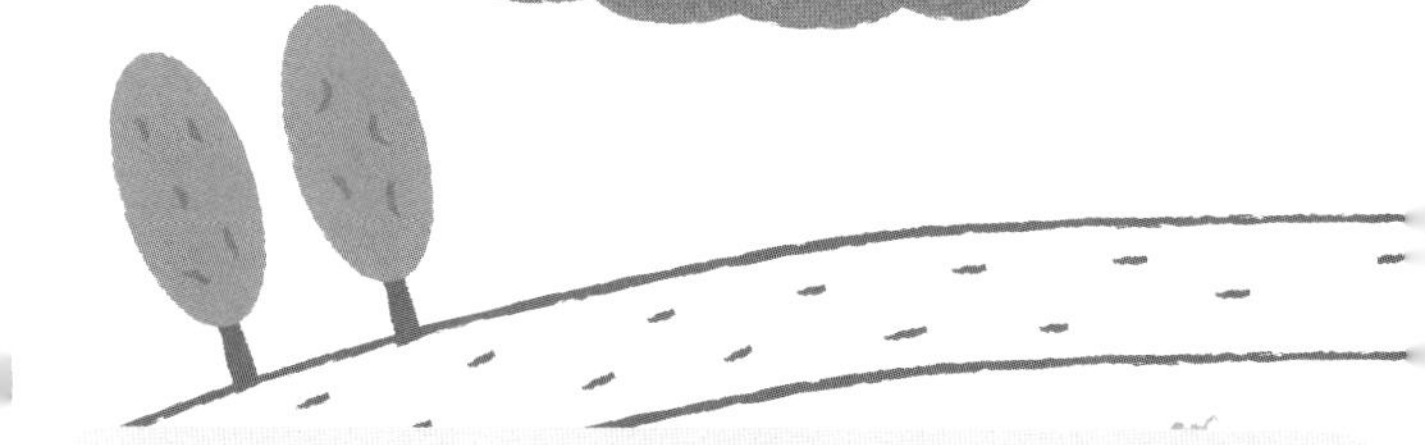

本書の注意点

- 漢方薬名は、日本での一般的な名称を使用しています。
- 漢方薬の処方、服用にあたっては、必ず医師、薬剤師にご相談ください。
- 現在、服用している薬がある場合は、必ず医師、薬剤師にご相談ください。
- 漢方薬は、適量を守って服用してください。
- 体に異常を感じたときは服用をやめ、医師にご相談ください。

はじめに

大成功事例 1

イライラしてドカ食いの嵐！ストレス太りの私が1年で12kg減！

成功者：K・Sさん（54歳）　身長147・2cm

身長のわりに体重が重く、ストレスもあったK・Sさん。

知人が工藤先生の漢方ダイエット外来できれいにやせたのを見て、「私も変われるかな」と思ってチャレンジしたそう。

初めは半信半疑だったものの、漢方との併用で体調もよくなり、やせたことはもちろん、みんなから若返ったとうらやましがられるのが嬉しいとか。

仕事もうまくいくようになり、心身ともに軽くなった感じでいるそうです。

若返ったと うらやましがられます!

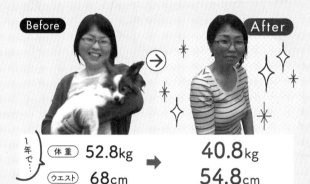

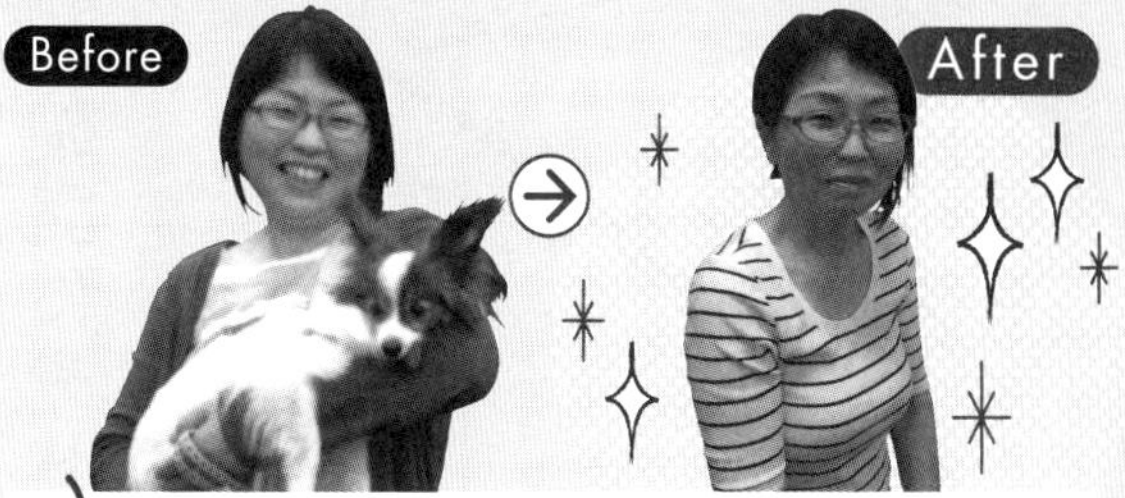

1年で…

	Before		After
体重	52.8kg	➡	40.8kg
ウエスト	68cm		54.8cm

Before

食行動にこんな問題が！

- 太りやすい体質だと思っていた
- イライラや心配事があると食べてしまう
- 食べ物が少ないと落ち着かない
- 空腹や満腹感がわからない
- たくさん食べてしまったあとで後悔する
- 早食い
- 夜食が多い

➡

After

こうやって改善！

- 一日3回または2回の漢方薬をしっかり内服
- 水分の摂取を控えた
- 夜食の制限
- 早めの睡眠
- 夕飯を食べる時間を18時までにした

大成功事例①

自然に確実にやせていきました！

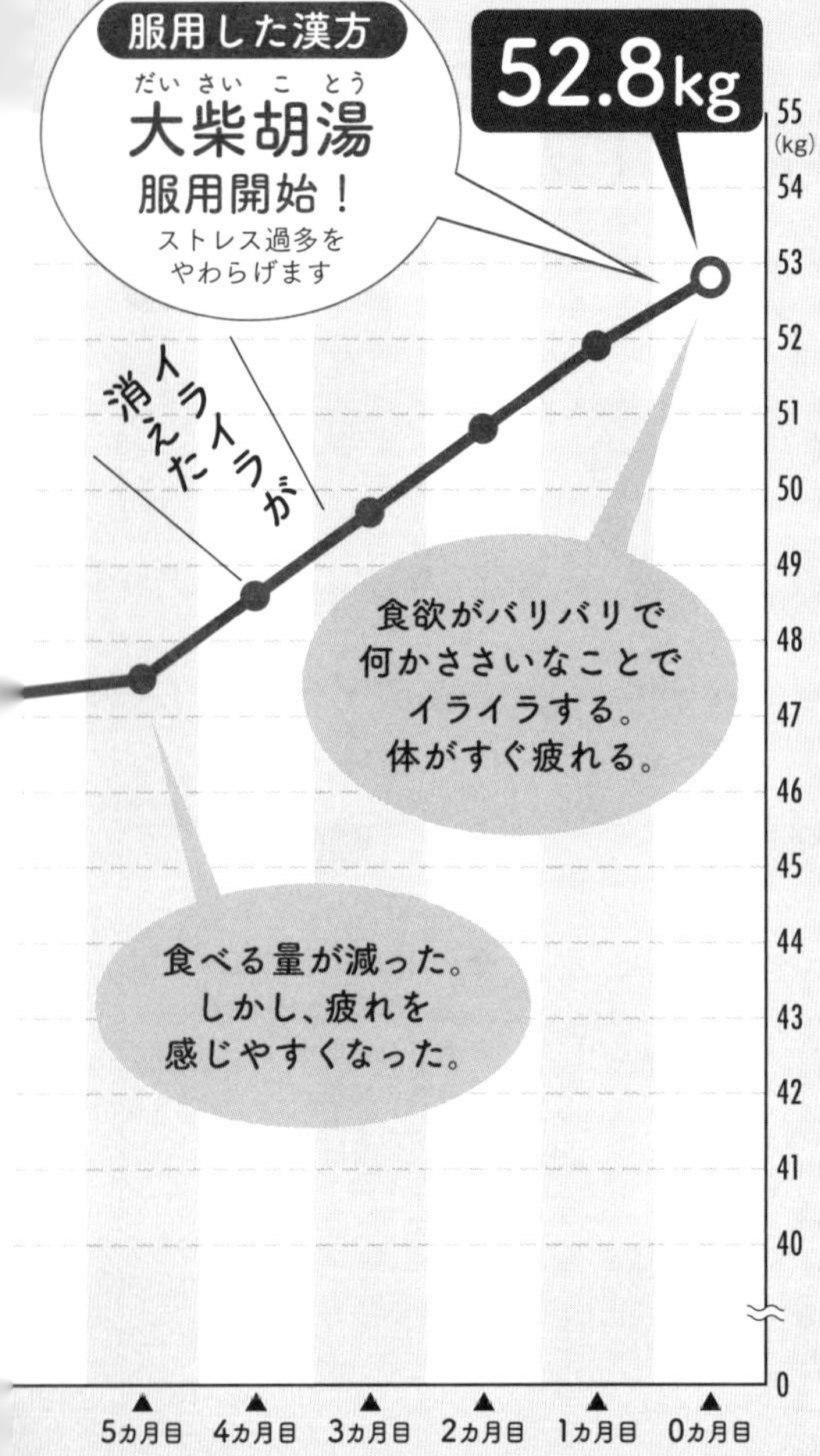

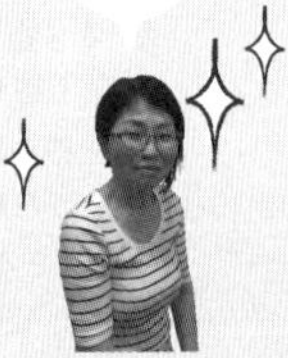

※ 1カ月単位の体重等の推移

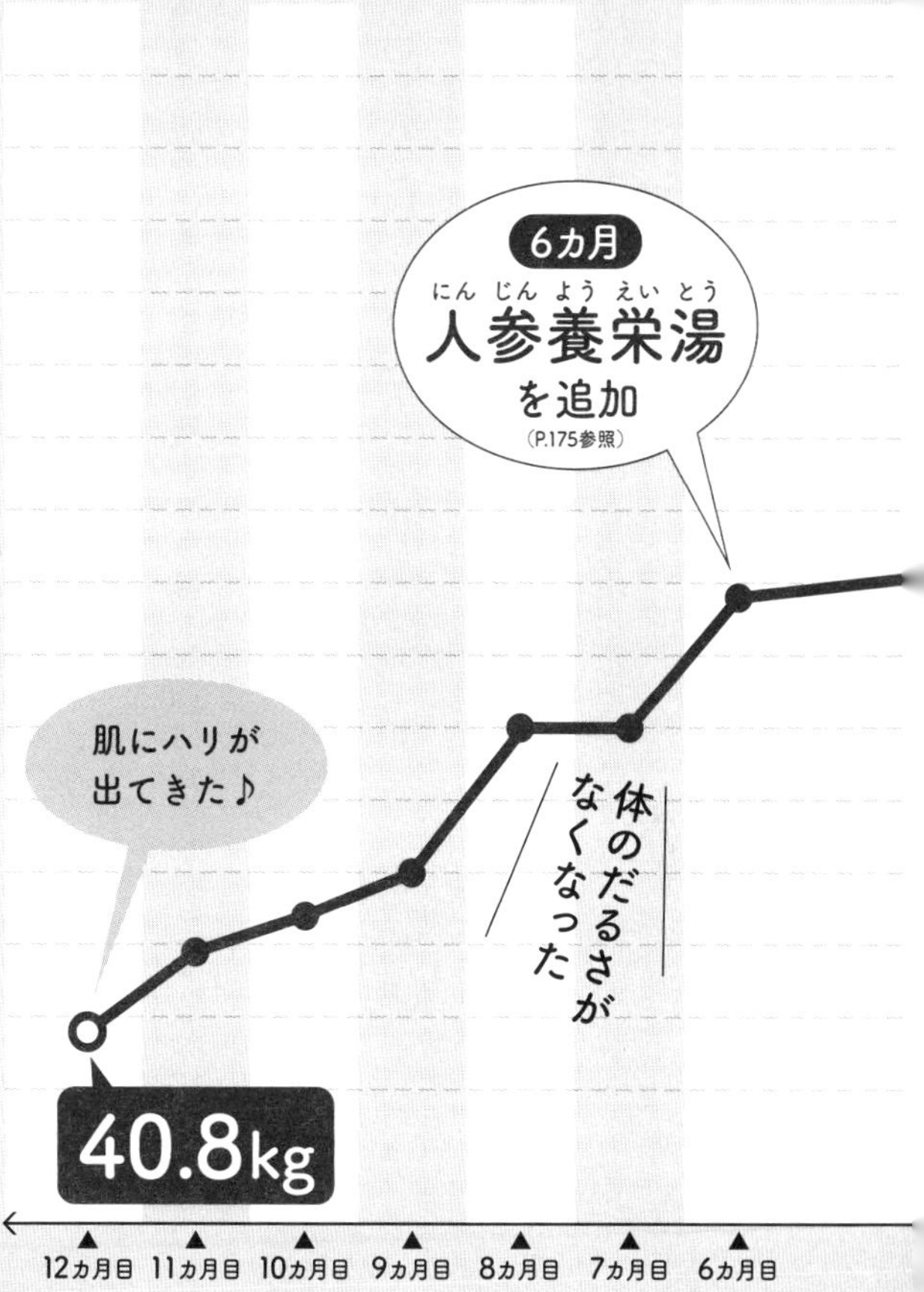

大成功事例①

肩こり、便秘、イライラがまとめて消えた！健康診断の数値も軽やかに！

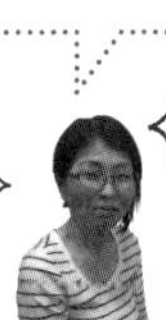

「漢方で勝手にキレイに自然やせ」は、無理に食事制限をするわけでないので、つらさを感じませんでした。

体重が減るうえに、体の不調がよくなるのが特長で、肩こり、便秘、イライラなどの症状も徐々に消えていきました。

また、体重が増えても、先生の「気楽にやりましょう！」というお言葉に何度も助けられ、ときに食べすぎても自己嫌悪することはありませんでした。専門の医師の指導だから不安がないのもよかったです。

やせた今は、物事を明るく前向きにとらえられるようになり、おかげで人間関係も仕事も順調に、人生が明るくなりました。

[K・Sさんの改善数値]

血圧	142/90mmHg	→	102/60mmHg
血糖値	120mg/dl	→	70mg/dl
中性脂肪	127mg/dl	→	93mg/dl
悪玉コレステロール	140mg/dl	→	80mg/dl

[工藤先生からのコメント]

K・Sさんは、ストレスが原因で食欲のコントロールがむずかしかったようです。肩こり、便秘の症状がありましたので大柴胡湯を使用し、順調に体重が減っていきました。半年後ぐらいからダイエットに対するモチベーションの低下、だるさの症状も認めたため、人参養栄湯を追加しました。

その後は、前向きにダイエットをがんばれるようになり、仕事のストレスもなくなってきたそうです。今では、緊張とリラックスをご自身で調整できるようになられ、ストレスからのドカ食いもほとんどでなくなりました。

まだまだいます！

漢方で勝手にキレイに自然やせ

成功者!!

27歳・男性　身長173.5cm　体重130kg ➔ 122kg

8カ月で8kg減！

「漢方で勝手にキレイに自然やせ」で快便になり、お腹はスッキリ！　これまで体重が重くて動くのもおっくうでしたが、体も軽くなって、運動もできるんじゃないかと思えるようになりました。

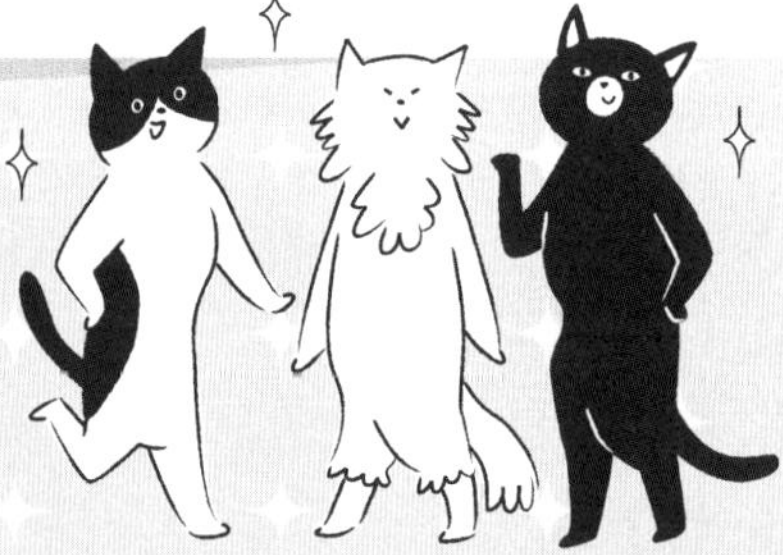

35歳・女性　身長159cm　体重64.5kg ➡ 55.3kg

半年で9.2kg減！

漢方薬をしっかり飲んで、「満腹にしない」「空腹感が出るまで食べない」ということに気をつけていただけで、アッという間にやせました。周囲から「やせましたね」と言われると、がんばろうと思えます。

21歳・女性　身長164cm　体重86kg ➡ 82kg

1カ月で4kg減！

叔母が「漢方で勝手にキレイに自然やせ」でやせたと聞いて、ずっとダイエットしたかったので思いきってチャレンジ。
たった1カ月で体重が4kgも減ってビックリしています。食事の量が減ったのにお通じがよくなりました☆

41歳・女性　身長169cm　体重77kg ➔ 72kg

2カ月で5kg減！

なかなかやせないので、知人に教えてもらって始めた「漢方で勝手にキレイに自然やせ」。2カ月足らずで体重が5kgも減りました(o^v^o)漢方を飲んでいるとあまり食べなくて大丈夫になりました。食事にも気をつけるようになったので、このまま続けるつもりです。

43歳・女性　身長148cm　体重61 ➔ 56kg

1年で5kg減！

自分で太りすぎていると感じていて、これまで何度かダイエットを始めましたが続きませんでした。
「漢方で勝手にキレイに自然やせ」を始めてから、よく便が出るようになり、太りにくくなりました。周りに「やせたね」と言われて、前より自信がつきました！

41歳・女性　身長152cm　体重58kg ➡ 53kg

1年で5kg減！

以前は便秘で胃痛がありました。でも、漢方薬を飲みはじめてからは、胃が痛くなることもなくなり、便秘も解消し、体の調子が快調に。

食事中は一口ごとに箸を置くことを意識し、今では習慣として定着。おかげで食べすぎなくなりました。

32歳・女性　身長160cm　体重86kg ➡ 82kg

1カ月で4kg減！

妹が「漢方で勝手にキレイに自然やせ」でダイエットがうまくいっているのを見て、私もやろうと決めました。漢方薬を飲みながら、無理なく食事を減らせました。

やせて動きが軽くなったのが嬉しいです。食事のとり方がよい方向に変わってきたので、このままずっと続けていきたい (^^)

次はあなたの番です！

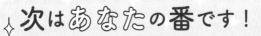

CONTENTS

1章 私のクリニックに人が集まる秘密「養生」と「美」が叶うから！

2章

自分の体質に合った漢方で勝手にキレイに自然やせ!

3章

「何をいつ、どう食べるか？」食べぐせで体が劇的に変わる！

4章 天然感覚をとり戻せる 6つのポジティブ・ルール

5章

楽しい幸福寿命をお約束！
「自然やせ」で100歳までハツラツ

本文イラスト　石山綾子
本文ＤＴＰ　株式会社ウエイド
編集協力　荒川典子（@At - MARK）
藤井真理根

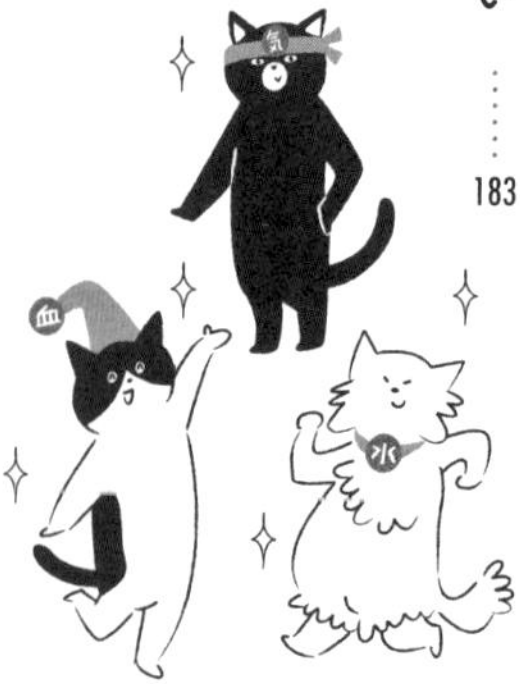

1章

私のクリニックに人が集まる秘密

「養生」と「美」が叶うから！

福岡県にある「工藤内科」の漢方ダイエット外来には、全国から多くの患者さんが訪れます。予約が取れないほど人気のメソッドを特別公開！

私の指導で10万人※がやせました！
※延べ人数です。

問題は「やせたいのに食べてしまう食べぐせ」がついていることだった！

なぜ、やせたいのに食べすぎてしまうのでしょう？

私の「漢方で勝手にキレイに自然やせ」では、まず、太ってしまうその人の「心と体のストレス」に注目します。

太る理由はとても明快で、慢性的に消費する量より食べすぎてしまうからです。ご自分でもそれをわかっているので、「やせたいなら食べなければいいのに」と思っているものです。

それなのに、食べる量をコントロールできないのは、心や体が食べ物に依存している状態だからです。

タバコをやめたいのに禁煙できない、お金がないのにギャンブルに走ってしまう、などの依存症と原理は同じです。

「自然やせ」成功のカギは「心の癒やしと身体の回復」にある

では、どうしたら食べる量をコントロールできるようになるのでしょうか？

実は、太っている人は体調不良を抱えており、それが大きなストレスとなって心にダメージを与えていることがほとんどです。

心と体の不調のせいで食べすぎてしまうのです。


「漢方でスーッと自然やせ」では、体質に合った漢方を服用することで、まずは基盤となる体を整えます。漢方で体の調子がよくなってくると、気持ちが前向きになり、心が整い食への依存が改善されていきます。

「漢方で勝手にキレイに自然やせ」が成功する理由の一つには、漢方による**メンタルケアの側面**があるのです。

「漢方と食行動（食べぐせ）療法」のダブルで驚きの〝ラクにキレイ〟をサポート！

「漢方で勝手にキレイに自然やせ」は、漢方で体を整えながら、3章で自分の食行動の問題やクセを知り、太らないための「6つのポジティブ・ルール」を生活に取り入れることで食心と体の双方向から整えていきます。

これだけでも明らかに体重は減りますが、余裕のある人は毎日体重を量り、グラフをつければさらに効果がアップします。

私のクリニックでは、起床直後・朝食直後・夕食直後・就寝直前の一日4回、量った体重と、「6つのポジティブ・ルール」の実践の有無と睡眠時間を記録してもらっています。これは体重の増減に一喜一憂するためではなく、一日の中での体重の変化から、食行動を見直すためです。

漢方の効き目で心身の状態がよくなると、客観的に自分の食べ方の問題を理解できるようになり、自然に正しい食行動へと修正されていきます。それは、漢方と食行動療法が、よい影響を与え合うからです。

漢方が体と心の不調を改善

漢方薬は、中国から伝わった「中医学」が、長い時間を経て、日本人の体や生活に合うように変化したもの。さまざまな生薬を組み合わせることにより、病気になる前の「未病《みびょう》」の状態を改善して、心身を健やかに整えます。

漢方処方＋食行動正常化

相乗効果でやせる！

食行動療法で太らない食習慣に

行動療法は、自分の認識の誤りや行動のクセを把握し、行動パターンを整えていくことで、生活のストレスを減らしていく心理療法。近年さまざまな分野で活用されていて、食行動の改善にも大変効果的です。

「自然やせ」メリット

健康診断が楽しみになる！　血管年齢、中性脂肪、肝臓の数値、おめでたも！

「健康診断の時期が憂うつ……」

そんな肥満の患者さんたちの声をよく耳にします。

「診断結果でいろいろと要観察の項目がわかってしまうから、ちょっと怖い～！」ということでしょう。

ですが、私のダイエット外来に来ることで体重が減った患者さんの多くは、

「やせたら、すべての数値が正常値になりました！」とか、

「血管年齢が、実年齢よりぐ～んと若いと判断されました♪」

「体脂肪が減って、筋力がアップしました」

とうれしそうに報告してくれます。

　体重が減ると、ほとんどの数値が改善されます。高かった血圧や血糖値、コレステロール値や中性脂肪、さらに肝臓の数値や尿酸値などが、正常値かもっと優良な数値に変化するのです。つまりは生活習慣病で悩んでいた方が、健康を取り戻したということです。

　急激なダイエットを行なうと、肝臓への負担が大きく、肝機能障害を引き起こす心配があります。さらに太ったりやせたりとリバウンドをくり返すうちに、血管が傷つき、もろくなることもあります。

　その点、「漢方で勝手にキレイに自然やせ」は**徐々にやせていくので、内臓や血管などへの負担がないというメリット**があります。

　いくらやせても健康を損なっては、元も子もありません。

　大丈夫です。あせらないでいきましょう。少しくらい体重が戻っても、やり直せばいいだけですから。ゆっくりやせるほうが幸せなことがいっぱいあるのです。

おまけで期待できるうれしい健康効果いろいろ

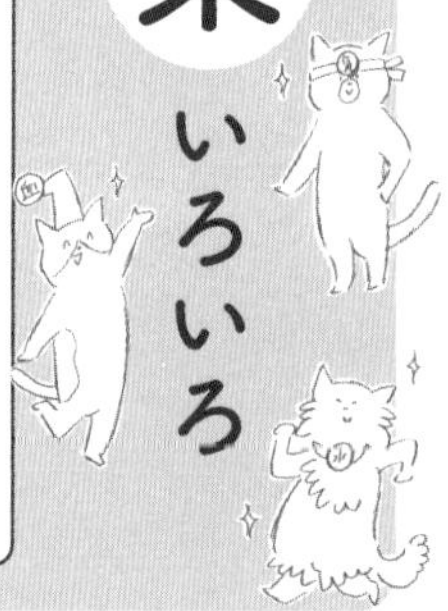

血圧

心臓から送られる血液の量は、体重に比例して増えたり減ったりします。

太っていると、心臓が全身に押し出すポンプの圧が高くなり、血管の負担が大きくなります。これが高血圧と呼ばれるもの。

ダイエットで内臓脂肪が減ると、血圧は下がり、正常な数値になります。

漢方でスーッと自然やせでストレスが軽減すると、交感神経の緊張も解かれ、血圧が正常値に戻ります。

血糖値

糖尿病の判断材料となるのが、血糖値とヘモグロビンA1cの値。体重が減ると、両者の数値が改善されます。

糖尿病で推奨される治療法は、食べすぎない、糖質をとりすぎない、食物繊維はたっぷり、寝る前に食べないなど、ダイエットの注意すべき食行動と重なります。つまりダイエットのため生活スタイルを守っていると、相乗効果で血糖値も良好になるわけです。

中性脂肪

脂肪は体を作るには不可欠な存在ですが、血液中に含まれる中性脂肪質が増えると、太ってきます。

とくに異常に増えると「脂質異常症」となり、「高度肥満」の要因にも。ダイエットでやせれば脂肪は減ります。余分な脂質が減ると、動脈硬化や心筋梗塞や脳卒中などのリスクも低減します。

脂肪肝

食事の摂取量と消費量のバランスが崩れると、中性脂肪が肝臓に蓄積されて肥満に。

太る要因は、肝臓での脂肪酸の燃焼が滞るからで、肝臓に中性脂肪がたまります。肝臓にはアルコールの過剰摂取よりも、肥満のほうが悪影響を及ぼすことが多いのです。極端な食事制限なども問題で、「低栄養性脂肪肝」を引き起こします。


うれしい、おめでた報告も！


ダイエット外来を訪れる方の中には、不妊に悩む患者さんも少なくありません。じつは肥満は、不妊にも関係してきます。脂肪細胞がホルモンバランスを狂わせ、妊娠しにくくなっていることがあるのです。

漢方でスーッと自然やせで健康的にやせてホルモンバランスが整い、念願のかわいいお子さんを授かったという報告を受けると、本当に幸せな気持ちになります。

大成功事例
②

半年で13・8kg減！ 足腰にかかる負担が減り、腰の手術も回避できました

成功者：K・Mさん（50歳） 身長147・1㎝

K・Mさんは、以前から腰椎《ようつい》すべり症があり、脊椎《せきつい》の専門外来で手術が必要とされました。ほかの医療機関で減量指導を受けていたのですが、体重は増える一方。私の著書をきっかけに、当院のダイエット外来を受診。するとと半年でみるみるやせて、約14kgもの大幅な減量に成功。

腰痛がなくなり、手術も回避できました。

また、漢方薬のおかげで、以前は体力がなくすぐに疲れて横になっていましたが、すっかり活動的になり、心身ともに快調に！

痛みが消えて笑顔復活！

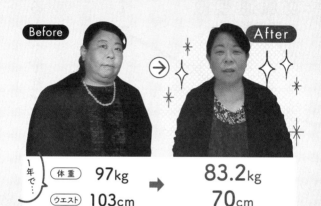

1年で…

	Before		After
体重	97kg	→	83.2kg
ウエスト	103cm	→	70cm

Before

食行動にこんな問題が！

- 運動不足で太っている
- 食べてすぐ横になるから太る
- 水を飲んでも太ると思っていた
- 太りやすい体質だと思っていた
- 早食い
- よく嚙まない

After

こうやって改善！

- ランニングや散歩を開始
- 入浴の時間を長くした
- 漢方薬をしっかり服用
- 時間をかけて食事をするようにした

大成功事例②

みるみるやせて腰の痛みがラクに！

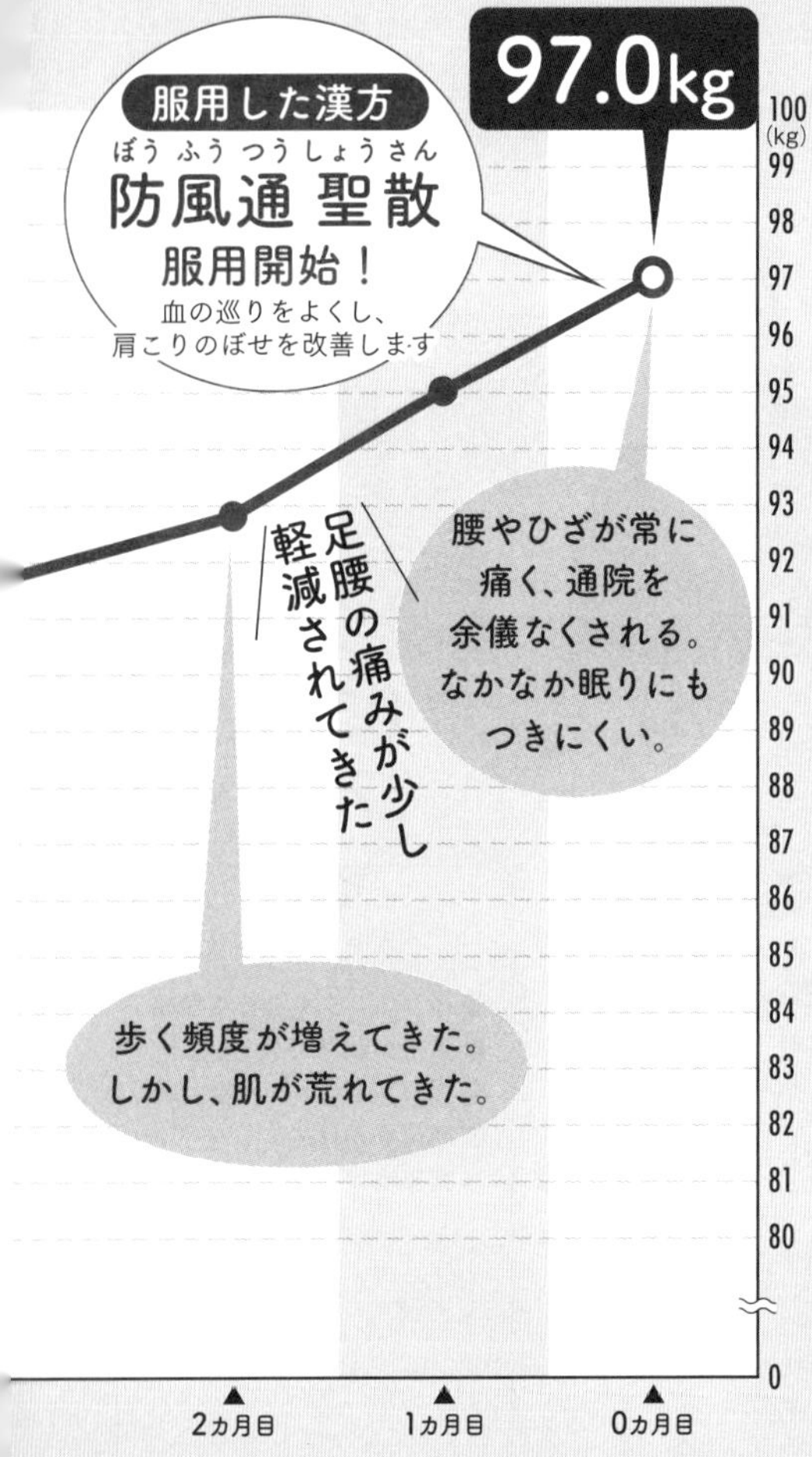

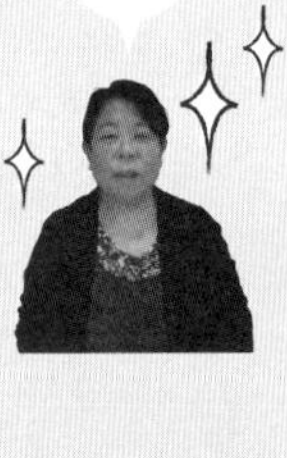

※ 1カ月単位の体重等の推移

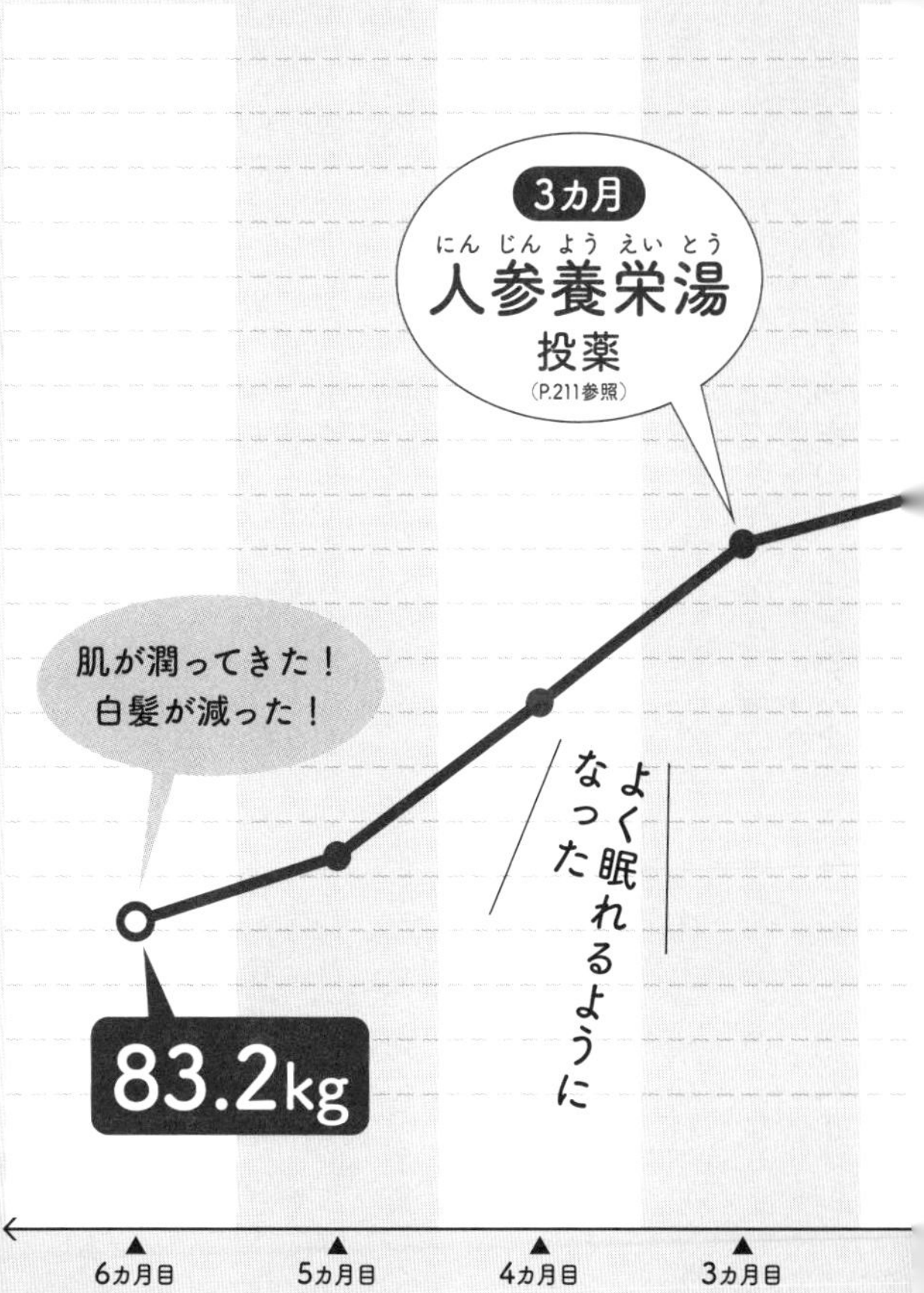

大成功事例 ②

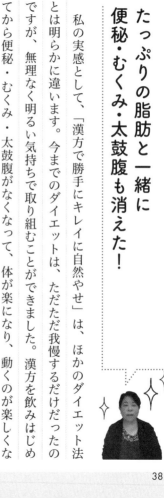

たっぷりの脂肪と一緒に便秘・むくみ・太鼓腹も消えた！

私の実感として、「漢方で勝手にキレイに自然やせ」は、ほかのダイエット法とは明らかに違います。今までのダイエットは、ただただ我慢するだけだったのですが、無理なく明るい気持ちで取り組むことができました。漢方を飲みはじめてから便秘・むくみ・太鼓腹がなくなって、体が楽になり、動くのが楽しくなりました。

もともと早食いだったのですが、食事の際に箸を置くことでゆっくり食事をとれるようになり、以前に比べ少しの量で終えられるようになりました。

一番うれしかったのが、腰の手術を回避できたこと。体重が減ったことで腰の骨が安定して骨すべりを起こさなくなり、腰の痛み止めがいらなくなりました。いつも痛みから泣き顔だったのが、よく笑うようになったと言われます。

［K・Mさんの改善数値］

血圧	147/86mmHg	→	110/66mmHg
血糖値	143mg/dl	→	99mg/dl
中性脂肪	325mg/dl	→	85mg/dl
悪玉コレステロール	143mg/dl	→	112mg/dl

［工藤先生からのコメント］

手術が必要といわれていた、腰椎すべり症をお持ちだったのですが、ダイエットが成功したおかげで、手術はしなくてよくなった患者様です。メスを使わずにダイエットすることで治せることは減量外来をしていて嬉しいことの一つです。

他の患者さんでも、やせてインスリンをやめることができた、高血圧の薬がいらなくなった、不妊で悩んでいたのに妊娠することができた、などダイエットだけでなく２次的に良い効果があると、私も医者をしていてこんなに嬉しいことはありません。

大成功事例 ③

大好きなお酒を楽しみながら1年半で11・4kg減！

成功者：M・Yさん（57歳） 身長157cm

お酒が大好きで太る一方だったM・Yさん。あるときご自分の写真を見てびっくり。「こんな自分じゃなかったのに……」そのとき、心からやせたいと思ったそうです。

「漢方で勝手にキレイに自然やせ」でゆっくり時間をかけて1年半で11・4kgの減量に成功。長年悩んでいた体のむくみがとれ、体が軽くなり、運動しても落ちなかった体重が、順調に減りました。漢方薬の効果もあり、肌がきれいになって若返ったと周りから言われるそうです。

漢方で肌もツヤツヤに！

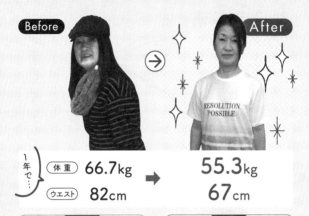

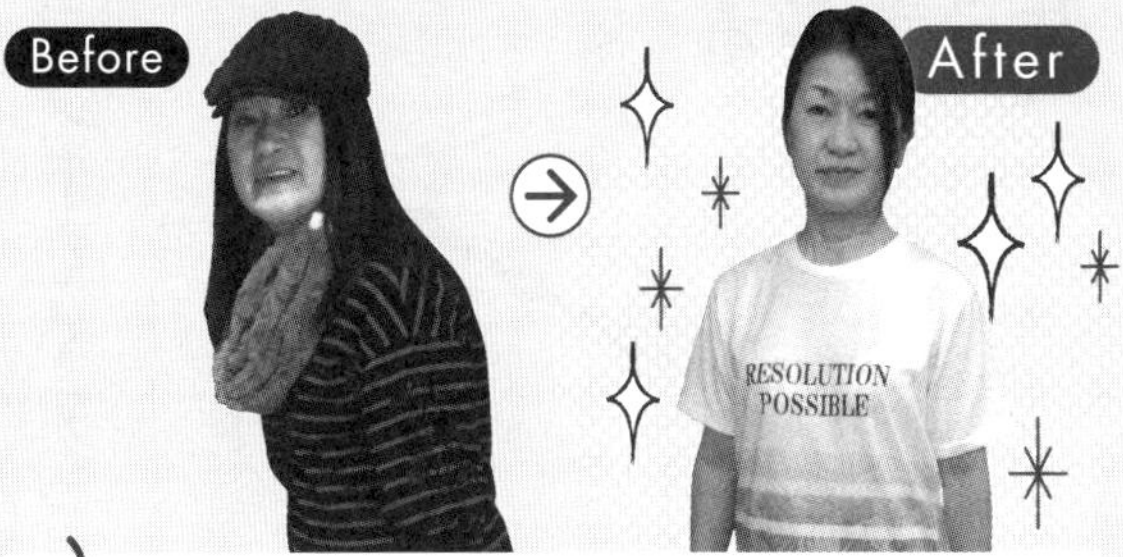

1年で…

	Before		After
体重	66.7kg	→	55.3kg
ウエスト	82cm	→	67cm

Before　食行動にこんな問題が！

- 残すのはもったいないと思い食べていた
- 他人につられて食べてしまっていた
- 予定外につい食べ物を買ってしまっていた
- 食事の時間が不規則
- 夕食をとる時間が遅かった

→

After　こうやって改善！

- 残り物は次の日に食べるようにした
- 他人につられて食べないようにした
- 食事の時間を規則正しくした
- よく眠るように心がけた
- 漢方薬をきちんと服用した

大成功事例 ③

リバウンドなくアッサリ減量に成功

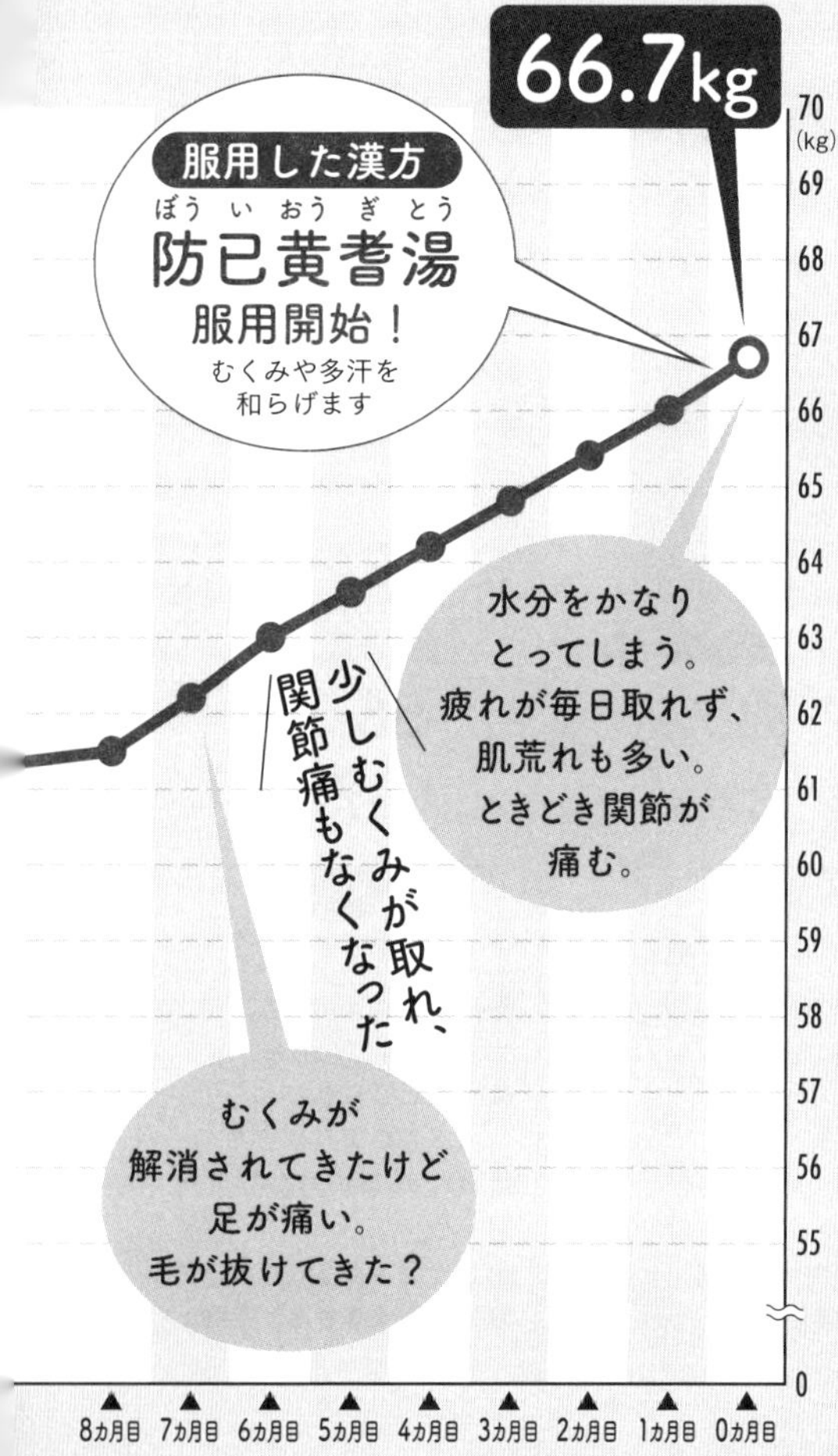
66.7kg
服用した漢方
防《ぼう》已《い》黄《おう》耆《ぎ》湯《とう》
服用開始！
むくみや多汗を和らげます
水分をかなりとってしまう。疲れが毎日取れず、肌荒れも多い。ときどき関節が痛む。
少しむくみが取れ、関節痛もなくなった
むくみが解消されてきたけど足が痛い。毛が抜けてきた？
70 (kg)
69
68
67
66
65
64
63
62
61
60
59
58
57
56
55
0
8カ月目
7カ月目
6カ月目
5カ月目
4カ月目
3カ月目
2カ月目
1カ月目
0カ月目

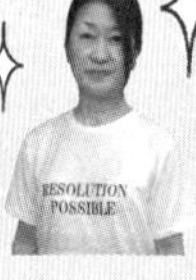
RESOLUTION
POSSIBLE

※ 1カ月単位の体重等の推移

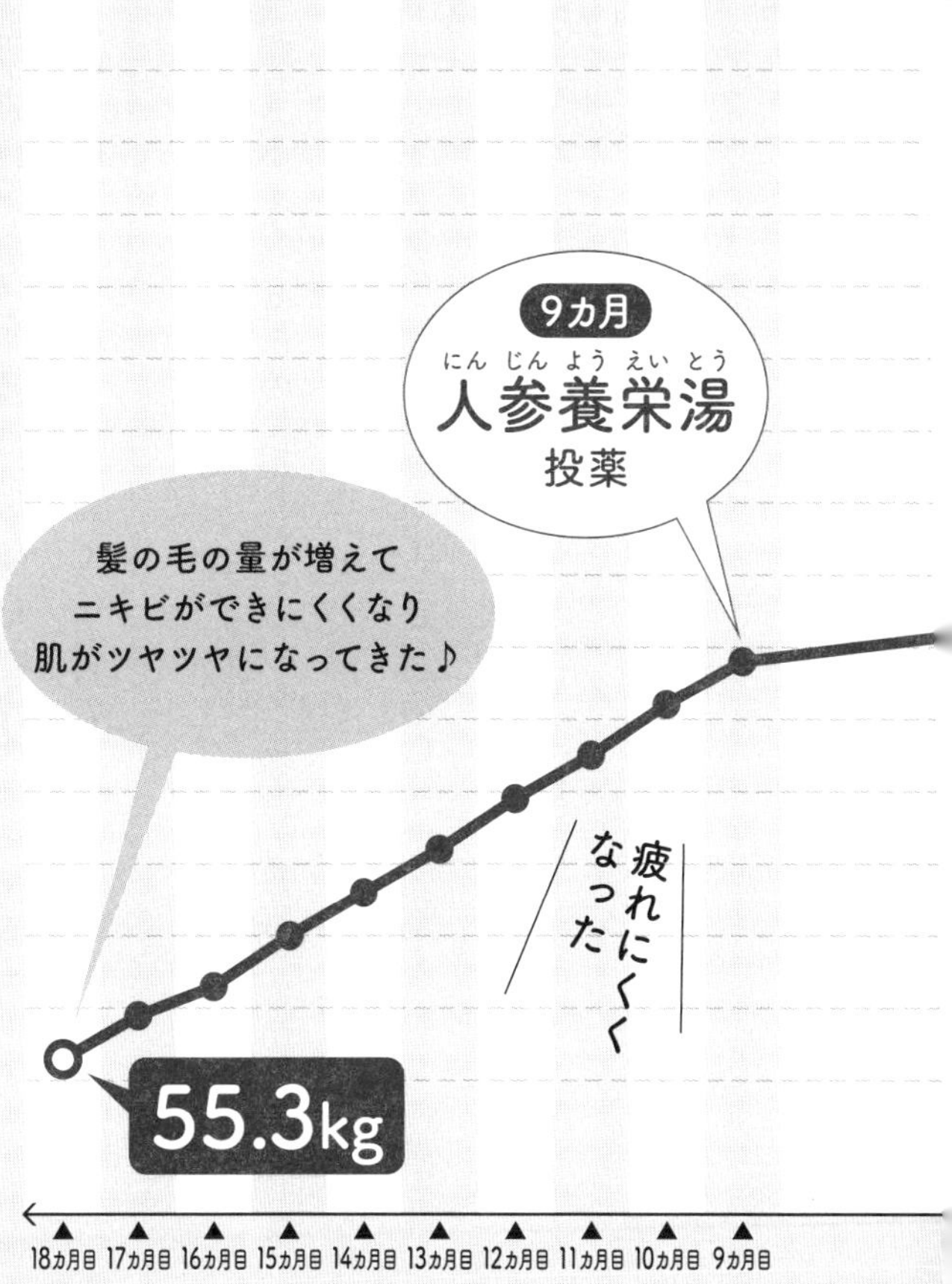
9カ月
人参養栄湯《にんじんようえいとう》
投薬
髪の毛の量が増えて
ニキビができにくくなり
肌がツヤツヤになってきた♪
疲れにくくなった
55.3kg
18カ月目 17カ月目 16カ月目 15カ月目 14カ月目 13カ月目 12カ月目 11カ月目 10カ月目 9カ月目

大成功事例 3

長年のむくみや疲れがなくなり、お酒を飲んでも太りにくい体質に

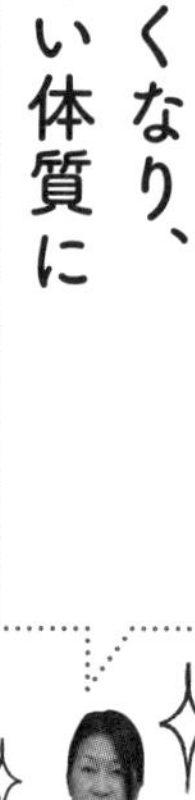

減量外来の名医がいるという噂《うわさ》を聞いて工藤先生のクリニックを受診しました。親しみやすく、若いのに頼りがいがあり、知識も豊富で驚かされました。

「漢方で勝手にキレイに自然やせ」を実践していくうちに、空腹感が正常化され、ストレスなく食事量が減っていきました。体のむくみも解消されて、体調も改善。以前は疲れをとるためにたくさん食べていましたが、疲れなくなったため、適量の食事量を維持することができるようになりました。

相変わらずお酒も楽しんでいますが、飲んでも太りにくくなった気がします。疲れやすい体質も改善し、人生が変わりました。

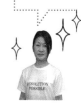

［M・Yさんの改善数値］

血圧	142/88mmHg	→	128/72mmHg
血糖値	101mg/dl	→	85mg/dl
中性脂肪	153mg/dl	→	83mg/dl
悪玉コレステロール	157mg/dl	→	124mg/dl

［工藤先生からのコメント］

色白でむくみの症状が強い方だったので防己黄耆湯を使用しました。むくみが改善するとともに、新陳代謝が良好になり、特にストレスなく「自然やせ」されました。

やせたあともストレスがないため、リバウンドしそうにありません。きゅうりもむくみにはいいので、夏場は積極的に食べていただいたことも、相乗効果があったようです。

漢方薬で心と体を整える自然やせで、私も25kg減！

私はもともと糖尿病の専門医ですが、この病気の一番の治療法はやせること、つまりダイエットです。しかし、患者さんはなかなか食生活が改善できなくて「やせること＝苦しみ」と捉える方がほとんどでした。

そのころの私は勤務医で夜勤も多く、生活も食事も不規則。患者さんにダイエット指導をしているのに、自分自身が90kg越えの〝デブ医者〟でした。そこで、自分自身がまずやせなければ、と思い、いろいろなダイエットにもチャレンジ。行き着いたのが「食行動の見直し」と「漢方薬」です。

私も漢方服用中!

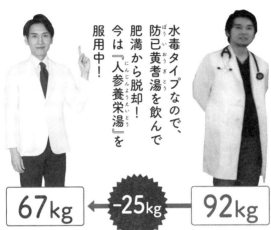

私は「水《すい》」が滞りがちな「水《すい》毒《どく》」タイプなので、『防已黄耆湯』を服用。また空腹を感じてから食べるようにしたところ、見事25kgの減量に成功しました。

この実体験から漢方薬が体質改善に発揮する底力を知り、自分の医療にも役立てはじめました。ラクに負担なくやせるダイエット診療+漢方薬というスタイルをスタート。

10万人以上のダイエットや体質改善をサポートできました。

基本の漢方は1種類だけ飲めばいい！

私のダイエット外来の治療の一つが、漢方薬による治療です。太る原因の本質はストレスと依存症なので、体質タイプに合った漢方薬で体の滞りを流し、メンタルを整えるところからスタート。漢方でダイエットをサポートしていくことで何を食べてもOKとなり、過食や拒食などの食異常が治まることが多いのです。しかも原材料が植物や鉱物などの天然由来なので、常飲している西洋薬との併用も、たいていは大丈夫です。

基本的な処方薬はたったの1種類。「気・血・水」という体質タイプ別に処方します。気《き》タイプには『大柴胡湯《だいさいことう》』、血《けつ》タイプには『防風通聖散《ぼうふうつうしょうさん》』、水《すい》タイプならば『防已黄耆湯《ぼういおうぎとう》』。どれも保険適用の漢方薬です。

2週間服用して効果がなかったら、人参養栄湯（175ページ参照）など別の漢方薬に切り替えることを考えます。

漢方薬は病院で処方せんをもらい薬局で処方してもらうほか、街のドラッグストアで買うことも可能です。ただしドラッグストアは便利な分、保険適用外になるので、少々割高にはなります。

ドラッグストアで購入できる、手軽さが魅力！

1

大《だい》柴《さい》胡《こ》湯《とう》

いつもイライラしがちで、ストレス太りの「気タイプ」に向く漢方薬です。
気持ちを落ち着かせて、中性脂肪を抑えるとともに、血糖値やコレステロール値を安定させる効果もあります。
同時に頭痛、肩こりやみぞおちの圧迫感、便秘なども緩和します。

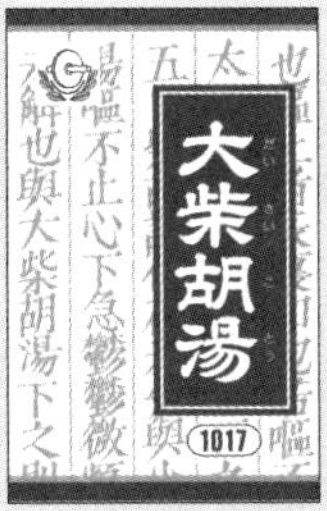

2

防《ぼう》風《ふう》通《つう》聖《しょう》散《さん》

腹部に皮下脂肪が多い肥満症、便秘や肩こりなどの症状もある「血タイプ」に効果的。冷えや目の下のクマなども緩和します。

服用することで発汗、排便や利尿を促し老廃物を排出。内臓脂肪を減らし、代謝や体力をアップして、腸内環境も整えます。

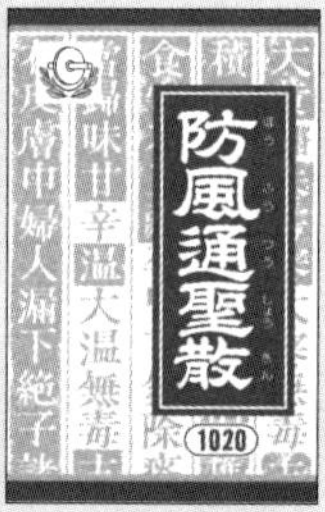

3

防《ぼう》己《い》黄《おう》耆《ぎ》湯《とう》

体内の水分代謝やバランスを整え、皮下脂肪を減らす働きがあります。

そのため、色白で疲れやすく、むくみがあり、汗をかきやすい、「水タイプ」に向きます。

また肥満にともなう関節の痛みを緩和する働きも期待できます。

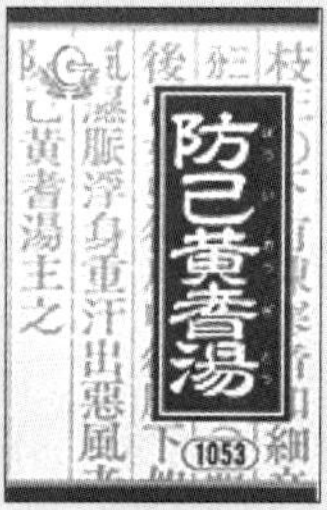

2章

自分の体質に合った漢方で勝手にキレイに自然やせ！

シンプルな自分の体質タイプを知ることが「自然やせ」成功への道！

自分の体質タイプで、心身が整う漢方を選択！

漢方は東洋医学の中心的な治療法の一つで、基本は中国由来の中国医学に基づいています。それが現在は、国内で独自に発展し、日本人の体質にあった治療法になりました。最近では西洋医学の治療に取り入れる医者も増えてきました。

ひと口に体質といっても、人によって異なります。

漢方には心と体の状態をあらわした「証《しょう》」という考え方があり、証はさらに「陰陽《いんよう》」「虚実《きょじつ》」、または「気《き》・血《けつ》・水《すい》」などのタイプに分けて判断されます。

これが体質タイプです。体質タイプを知ることは、体を健康に保って病気を防ぐためにも大切です。

ほとんどの人が「気・血・水」の3つのタイプに当てはめられますが、たまには混合タイプの患者さんもいます。

気・血・水のバランスが取れていれば、健康で肥満とは無縁のはず。でも、ほとんどの人はどちらかに偏《かたよ》っているため、それを漢方で調整していくわけです。

メンタルと体はとても密接な関係にあります。

ダイエットでも同様で、いくら体を改善しようとしても、メンタルの部分が弱っていれば効果は出にくくなります。大抵の場合、メンタルと体を複合的な状態で診《み》て、さらに体質タイプに分けて治療に進んでいきます。

漢方の基本は、「病気ではなく人を診る」という考えで、体の一部分だけではなく、体全体バランスやその人の雰囲気、心の状態を診て総合的な診断をします。複合的な状態をまとまったひとつの「証」として判断することで、1種類の漢方薬でもしっかり効果を得ることが可能になります。

これに対して西洋薬はその症状や病気ごとに処方されるため、結果的に何種類もの薬を服用する必要があります。

複合的な診断をもとに、さらにダイエットを効率的にするときに大切なのが、証から導かれた「気《き》・血《けつ》・水《すい》」の体質タイプです。

自分のタイプは、58ページのチェックテストでわかります。複合的なタイプもありますが、その場合は、今強く出ている傾向に合ったタイプを選びましょう。

なぜこんなに成功するの!?

漢方薬を患者さんに服用してもらうと、みなさんリバウンドなく無理なくやせていきます。我慢とは無縁なので、続くようです。しかもダイエットが成功したうえに、体の不調も整ったと感謝されます。

これは、患者さんの体質タイプに合わせて漢方薬を処方するからこそ、よい結果が出たということ。さらに、少しリバウンドしても「また戻せばいい」というポジティブな考え方も、成功に大きく影響しているようです。1週間で100g

やせればOKという、ゆるい発想を患者さんと共有することも功を奏しました。

●太り方も、合う漢方も、体質タイプで変わる

気《き》・血《けつ》・水《すい》のどのめぐりが滞っても、肥満の原因になります。そして体質タイプにより、太り方も違ってきます。

「気」タイプはストレスに弱いため、それが原因で自律神経が乱れて、代謝が落ち、脂肪を溜め込みやすい。イライラや不安でつい食べてしまう、いわゆる「ストレス太り」です。神経が興奮して眠れないことが多く、生活も乱れがち。不眠がさらに肥満要素を増やすことになります。

「血」タイプは、血のめぐりが悪いせいで代謝が落ち、余分なものが体内に蓄積。腸の働きが悪く便秘がちで、暴飲暴食する傾向にあります。体型はぽっこりお腹

にもりもりお尻で、下腹部周辺に脂肪が付きやすくなります。

「水」タイプは、水のめぐりが滞りやすい、いわゆる水太りするタイプ。筋肉にしまりがなく、やわらかい、ぽっちゃり体型。動くとすぐに疲れてしまうのも特徴で、活動を嫌うぐうたらタイプともいえます。

さらに体質タイプ別の食行動の見直しで、成功に導いていきます。

このダイエットでは、この「気《き》・血《けつ》・水《すい》」のタイプ別に、はじめは三大漢方のうちの一つを処方します。ストレスが多い「気」タイプには、大柴胡湯《だいさいことう》を。体格がよくて目の下にクマがある「血」タイプには防風通聖散《ぼうふうつうしょうさん》を処方します。色白でむくみがある「水」タイプには防已黄耆湯《ぼういおうぎとう》です。

これを2週間続けてみて、全身のめぐりがよくなり、ダイエット効果が表れたらそのまま継続します。もし効果が出なければ、別の漢方薬を試していきます。

体質タイプは大きく分けて3つ

気

「気」とは活力や生命エネルギーなど、目には見えないパワーのことで、人を支える原動力のようなもの。「気」が不足したりスムーズに流れないと、心身のバランスが崩れて不調を招く。イライラや情緒不安定、新陳代謝の低下などの一因にもなる。

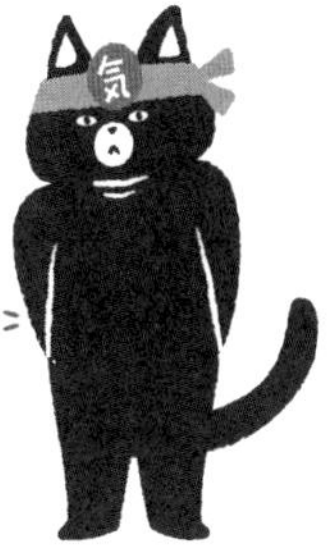

血

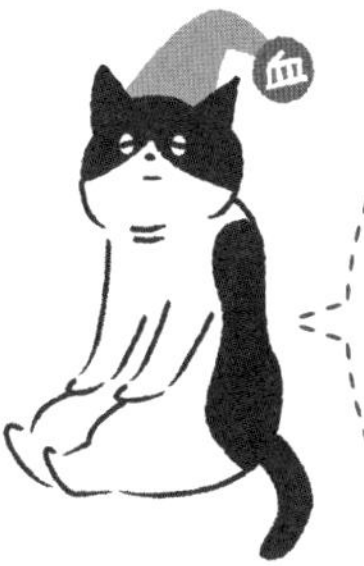

血液は、全身の組織に栄養を運び、体内の調整機能、血液中の老廃物を取り除くなどの役目を担っている。不足し流れが悪くなると、貧血、肩こり、冷え、便秘、肥満などの原因となり、肌の色ツヤも悪くなる。

水

汗やリンパ液、尿など、血液以外の体液や分泌液。水分の代謝や免疫力を高めるなど、体を守るために不可欠。「水」の流れが悪くなると免疫力が低下して、むくみや冷え、肌のたるみや髪のツヤ不足、アレルギーなどの症状が起こりやすくなる。

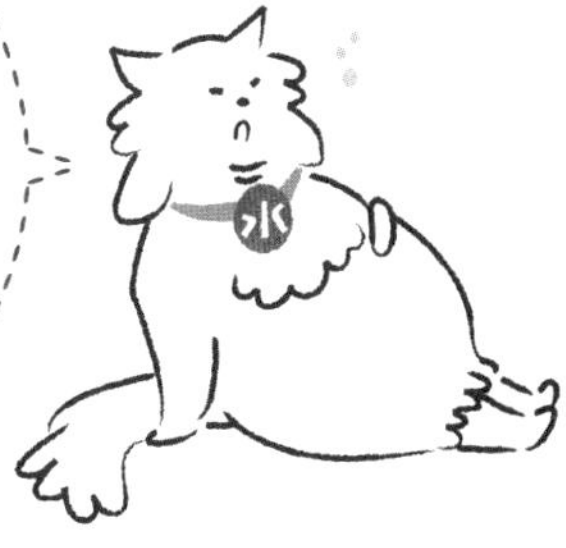

体質タイプをチェック！

チェックが多くついたものが自分の体質タイプです。不調を改善してダイエットを促進する成功のカギを見つけてください。

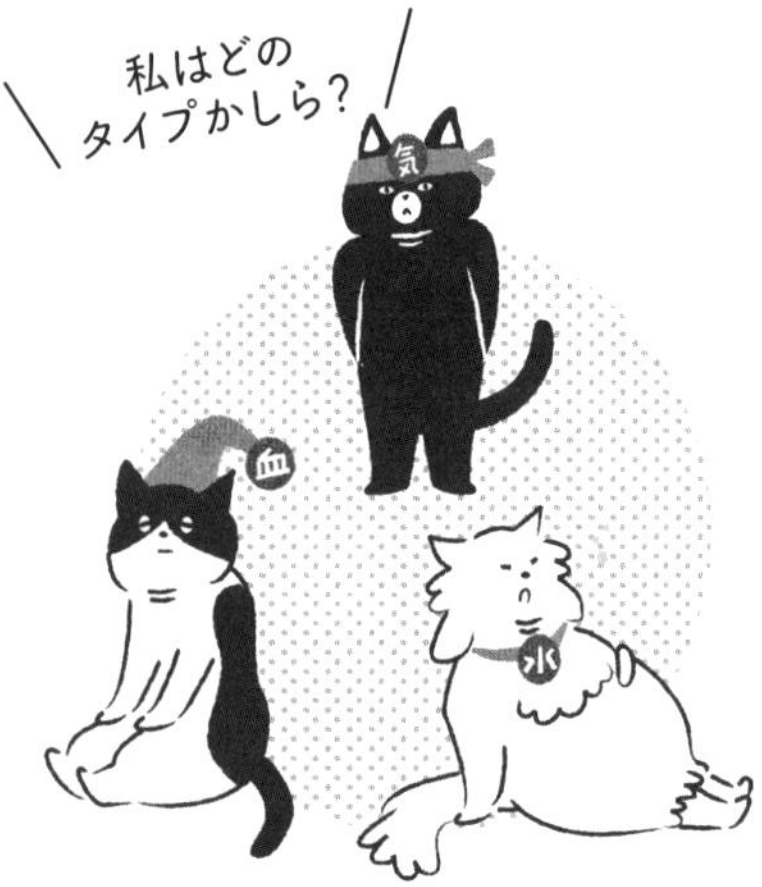

気

- □ ストレスで過食気味。
- □ 食べるとほっと安らぐ
- □ 生活習慣が乱れている
- □ すぐにイライラして怒りっぽい
- □ ささいなことを気にする
- □ 寝つきが悪く、寝不足気味
- □ 人に質問をすることが多い
- □ 肩や背中がこる
- □ 便秘気味
- □ 脇やみぞおちが張る
- □ のどにつかえを感じる

自分の気《き》・血《けつ》・水《すい》の

血

- □ 肌の色がくすんでいる
- □ 体型はがっちりしている
- □ 目のまわりにクマがある
- □ 肌荒れしやすい
- □ お腹のまわりに脂肪がつきやすい
- □ お尻の肉づきがよい
- □ つい食べてしまう
- □ 便秘がち
- □ ニキビができやすい
- □ 体が冷える
- □ のぼせがある

水

- □ 運動は苦手
- □ 筋肉がない
- □ すぐ座りたくなる
- □ 肌の色が白い
- □ ぽっちゃり体型
- □ むくみやすい
- □ おしりや太ももが、たれている
- □ 疲れやすい
- □ 体が重くてだるい
- □ 汗をかきやすい
- □ トイレが近い

気《き》タイプはこんな人

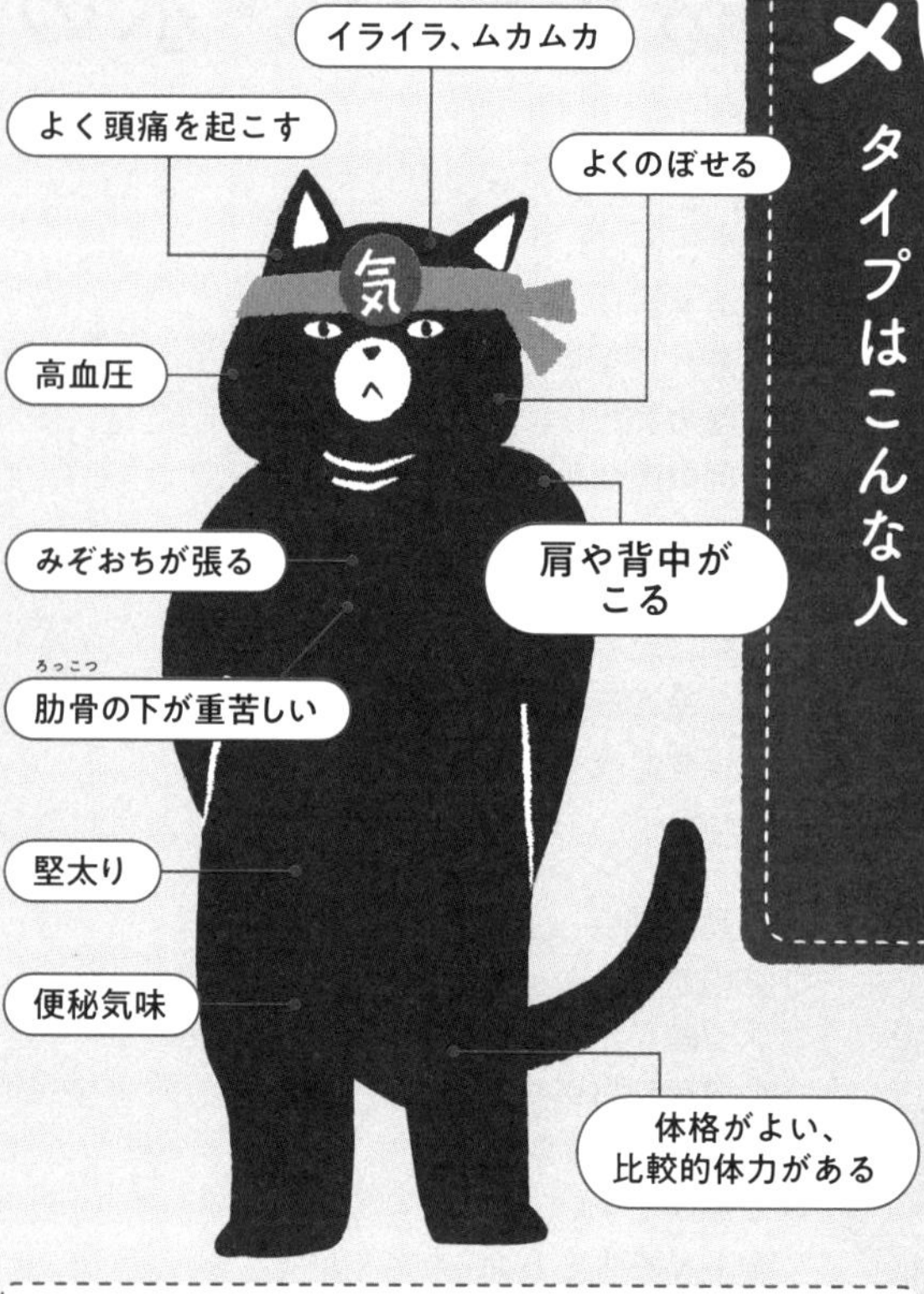
イライラ、ムカムカ
よく頭痛を起こす
よくのぼせる
高血圧
肩や背中がこる
みぞおちが張る
肋骨《ろっこつ》の下が重苦しい
堅太り
便秘気味
体格がよい、比較的体力がある

- 毎日忙しく、怒りやすい
- 気持ちがいつも不安
- 強い言葉にドキドキする
- ぐっすり眠れず寝起きが悪い
- 何にでもがんばりすぎる
- 食べると気持ちが落ち着くので過食気味
- 食事時間や睡眠時間がバラバラ
- 脇腹から胸のあたりが苦しい

漢方での「気」とは、全身をめぐっている目に見えないエネルギーであり基本的な生命活動の維持に欠かせないものと考えられています。気が乱れると、イライラや怒りなどの気分の高ぶり、不安感などとして現れます。興奮しやすいため、大きな声でよくしゃべったり、質問が多くなったり、話が長くなる傾向が見られます。

気が乱れると肩こりや頭痛が起こるほか、代謝バランスや腸内環境が乱れて便秘になり、老廃物を溜め込みやすくなります。

この「気」の乱れが、ダイエット最大の敵。疲れた脳や心は、ストレスやイライラを、食べることで忘れようとします。精神の安定を求めて甘いものに手を伸ばし、過食に走ってしまうのです。これが〝ストレス太り〟の正体です。

とはいえ、現代社会においてストレスなしで生きることは、不可能です。だから、少しくらいのストレスには負けないためにも、気のめぐりをスムーズにすることがポイントです。

気《き》タイプのトリセツ

気逆《きぎゃく》と気虚《ききょ》の2タイプある

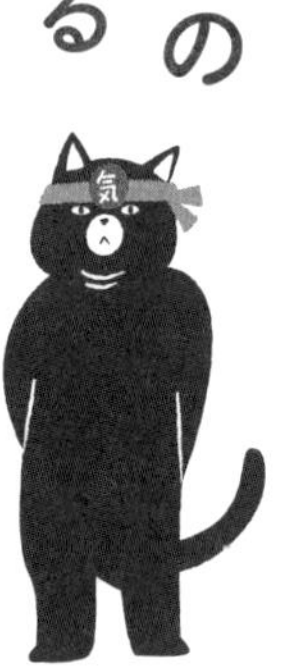

気はとくに、消化器官の機能に深く関係すると、漢方では考えます。
「気」タイプは、さらに「気逆《きぎゃく》」と「気虚《ききょ》」というタイプに分けられます。
「気逆」はまさに、気がいつも逆上しているようなタイプです。通常ならば上から下へと巡っていく気が、下から上に逆流しているため、冷えたりのぼせたりと、ときに体感温度に大きな差が出ることもあります。感情が激しく、つねにイライラしています。
気の流れが頭にたまってしまいがちで、頭痛、めまい、動悸《どうき》、激しい咳《せき》、呼吸困難、吐き気、げっぷなどの症状が現れます。「気逆」の人は、食事においては、気の逆流を促進するアルコール、香辛料などのとりすぎに気をつけましょう。

「気虚」は気が不足した状態のことをいい、常に疲れや倦怠感を感じています。当然、体力も不足しがちで免疫機能も低く、風邪《かぜ》を引きやすくなります。さらに胃腸も弱く、食欲不振や胃もたれ、下痢《げり》などを起こしやすく、冷え症です。

気＝エネルギーが足りていない状態なので、睡眠や休養をしっかり取ること。食事は、弱っている胃腸を刺激する冷たいものや生もの、脂っこいもの、辛《から》いものは避けるのが賢明です。

ほかに「気滞《きたい》」という状態もあります。読んで字のごとく、「気」が滞っている状態です。自律神経系が乱れて精神的なストレスによるイライラ、不安などを感じがちで、自律神経失調症を招きやすいタイプです。

どのタイプも、ストレスが肥満の原因であることが共通しています。

可能ならストレスをとり除いて気分転換し、深呼吸をしてみましょう。ゆったりとした呼吸は、体のすみずみに気を運ぶ効果があります。

気《き》逆《ぎゃく》カルテ

穏やかに、冷静に整えるといい!

▶感情的には激高しやすく、いつもイライラ気味なので、ゆっくりと、深く呼吸することを心がけて。

▶寝る前のスマホやPCは厳禁。できるだけ部屋を暗くして、目と心に安らぎを与えながら眠ること。

▶「気」のめぐりを促進して、冷えやのぼせ、頭痛、めまい、動悸、息苦しさ、多汗、げっぷ、吐き気などを軽減するといい。

▶気の逆流を促進するアルコール、香辛料などのとりすぎに注意。

気《き》虚《きょ》カルテ

休養とエネルギーのチャージが大事

▶エネルギーが不足している状態なので、慢性疲労や倦怠感があり、元気がないという症状があります。ゆっくり休養をとることが最重要。

▶胃腸が影響を受けやすく、食欲不振や胃もたれ、下痢、冷え性などの症状をともなうことが多い。冷えに注意。

▶免疫機能が低下しがちで、風邪を引きやすいので、体を温めること。

▶胃腸も弱り気味なので、食事は冷たいものや生もの、脂っこいもの、辛いものは避ける。

「気滞」タイプのカルテも同様です

教えて
ドクター工藤

気タイプはストレスと縁を切ればスーッとやせる！

「気」タイプの患者さんのほとんどが、「ストレスや忙しさでイライラが生じたときに、食べると落ち着くんです」と言います。

一気にドカ食いをするのではなく、常に何かを食べている〝ノンストップ食べ〟をしている最中に、もっとも安らぎを覚えるようです。

脳がストレスを糖分で紛らわそうとして、つい甘いものを口にしがちです。食べすぎてはいけないとわかっていても、止められず、ノンストップで口に運んでしまい、ストレス太りしていくわけです。

そもそも「気」タイプの太る一番の原因は、体をめぐるエネルギーの流れの滞りと不足。そして気のめぐりはストレスで乱されます。

でも、生きていくうえで避けては通れないさまざまなストレスが、私たちのまわりにあふれています。だから肥満を防ぐためには、〝ストレスに強くなること〟が大切です。

加えて、気のめぐりをよくして、乱れた食欲&腸内環境&便通を整えることが、肥満改善には不可欠です。

食事は腸内環境を整える野菜など食物繊維の多い食品、ヨーグルトといった発酵食品を多く摂るようにします。

さらに漢方薬では気のめぐりを促す働きや、便通を良好にして脂肪の燃焼をサポートする大柴胡湯《だいさいことう》を服用します。この漢方は代謝のバランスを整えて肩こりや頭痛などに幅広い効果を発揮します。

「気」のめぐりがよくなればストレスにも強くなり、自然にゆるやかに肥満も解消されていきます。

教えて
ドクター工藤

気タイプには、この漢方処方！

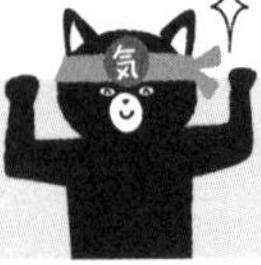

イライラ太りには

気《き》のめぐりを促し、
脂肪を燃焼する

大《だい》柴《さい》胡《こ》湯《とう》

が効果的！

▼

［ こんな成分でできています ］

- **サイコ（柴胡）**
  → ミシマサイコの根の乾燥
- **シャクヤク（芍薬）**
  → シャクヤクの根の乾燥
- **オウゴン（黄芩）**
  → コガネバナの根の乾燥
- **タイソウ（大棗）**
  → ナツメの果実の乾燥
- **ハンゲ（半夏）**
  → カラスビシャクの塊茎の乾燥
- **キジツ（枳実）**
  → ダイダイ、ナツミカンの未熟果実の乾燥
- **ショウキョウ（生姜）**
  → ショウガの根茎の乾燥
- **ダイオウ（大黄）**
  → ダイオウ属植物の根、根茎の乾燥

大柴胡湯《だいさいことう》で気の流れ＋脂肪燃焼をお助け！

8種類の生薬が合わさって効能を発揮する、大柴《だいさい》胡湯《ことう》。体の余分な熱を取り除いてほてりを治め、冷えを改善します。

大柴胡湯によって余分な熱が取り除かれると、滞っていたエネルギーが流れるようになって、体はすっきり。さらに代謝バランスが整い、脂肪の燃焼をサポートします。

食べたものをエネルギーに変える代謝をよくして、食事で摂取した脂質の吸収を抑える効果も。ほかにも幅広い効能をもつ漢方薬です。

- 便秘改善
- 気の巡りを促進
- 代謝バランスを整え、気力アップ
- 脂肪の燃焼
- 肥満症の改善
- 肩こり緩和
- 頭痛緩和
- 健胃効果
- 整腸作用
- 余分な熱の除去

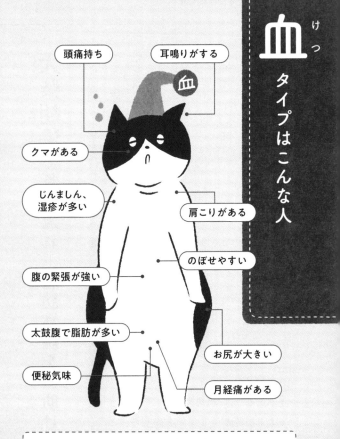

血《けつ》タイプはこんな人

- いつも気を使いすぎる
- 寝ているときも緊張している
- いつもボーッとして集中力がない
- 快眠を得られない
- 便秘気味で排泄力が低下
- 全体的にがっちりで体格がでっぷり

漢方の「血」は西洋医学で言う血液よりも、もっと広い意味で使われる流れのことで、全身をめぐって組織や器官に栄養や酸素を運んでいます。

昔から〝血の道〟という言葉もあり、生理不順から更年期障害まで、婦人科系の不調は「血の道症」として女性の不調と密接に関係すると考えられてきました。

「血」が滞ると、血行障害になる「於血《おけつ》」や、血液や栄養分が足りなくなる「血虚《けつきょ》」と呼ばれる状態になります。

「血」が滞った部位は、老廃物が排出されにくいために痛みやシミが生じます。全身の症状では高血圧を発症するとも考えられています。脳の働きにも影響があり、記憶力や集中力がなくなります。

「血」の流れを乱す主な原因は、冷えや食生活の乱れなので、体を温め、血のめぐりを促す生姜《しょうが》や玉ねぎ、唐辛子など辛み成分を含む食品を食事に加えましょう。めぐりがよくなれば、顔色も明るくなり、精神も安定してきます。

「血」の流れをよくする漢方薬を服用すれば、よりすみずみまでめぐります。

血《けっ》タイプのトリセツ

瘀《お》血《けつ》と血《けっ》虚《きょ》の2タイプある

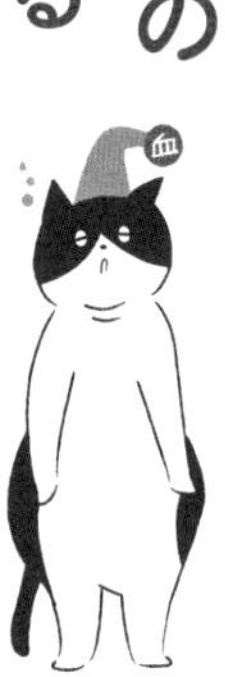

「血」のめぐりが原因で起こる体の不調は、2タイプあります。血が滞る「瘀血《おけつ》」と、血液や栄養分、酵素などが不足する「血虚《けっきょ》」です。「虚」の字には、必要なものが足りていないという意味があります。

「瘀血」はいわゆる血行障害を起こして、血が滞っている状態です。漢方では「血」が滞った部位には痛みが起こると考え、肩こりや頭痛、月経痛なども、その原因は「瘀血」によるものとしています。

また「瘀血」になると、体内に余分なものを溜め込むので、色素沈着、うっ血、皮下出血やあざができやすくなります。もっともわかりやすい症状は、目の下のクマです。

「瘀血」が引き起こすほかの症状としては、生理不順、不正性器出血、高血圧などがあります。

「血虚」は、血液や栄養分が足りていない状態。当然、強い疲労感がつねにあり、顔色もすぐれません。

「血虚」は美容面にも影響し、肌は荒れることも少なくありません。髪もツヤが失われるばかりか、脱毛や白髪《しらが》の原因にも。また爪の色も悪く、薄くもろくもなります。

「瘀血」も「血虚」も、代謝が落ちているのは同じ。必要なものは吸収して余分なものは排出するという流れが滞っています。これが続くと、脂肪まで溜め込んで太りやすくなってしまいます。

そこで代謝をアップする効果のある漢方薬で、改善を図ります。

瘀《お》血《けつ》カルテ

温活が大切

▶肩こりや月経などの痛みには、体を冷やさないようにし、生姜や唐辛子など、血の流れを促進する食品をとる。

▶クマやしみといった肌の色素沈着防止のためにも、紫外線を避けて血流をよくすること。

▶生理不順や月経異常は、無理なダイエットをやめて、血のめぐりをよくすること。さらに玉ねぎや青魚などを食事に取り入れ、血液をサラサラにすること。

▶緊張しやすいので、リラックスを心がけること。

血《けつ》虚《きょ》カルテ

血を増やし、めぐりを高めよ

▶栄養不足から血が不足気味となり、疲れやすくなっている。レバーや青魚など滋養のある食事をすること。玉ネギや梅は血流改善によい。

▶肌荒れや爪、髪のツヤがない状態には、血のめぐりの回復が大切。老廃物を除いて流れをスムーズに。

▶眼精疲労、睡眠障害も血流悪化の原因。スマホやPCなどの見すぎを避け、目と心を休めましょう。

▶集中力や思考力の低下を防ぐには、1時間に1回5分ほどストレッチをして血流の改善をはかり、リフレッシュできる環境づくりを。

教えて
ドクター工藤

血《けつ》タイプには、この漢方処方！

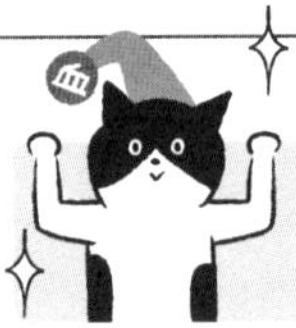

ため込まない体になるには

便や老廃物の排出を助ける

防《ぼう》風《ふう》通《つう》聖《しょう》散《さん》

が効果的！

▼

［ こんな成分でできています ］

- トウキ（当帰）
- ビャクジュツ（白朮）
- シャクヤク（芍薬）
- カンゾウ（甘草）
- センキュウ（川芎）
- サンシシ（山梔子）
- マオウ（麻黄）
- レンギョウ（連翹）
- キキョウ（桔梗）
- セッコウ（石膏）
- ケイガイ（荊芥）
- オウゴン（黄芩）
- ボウフウ（防風）
- ダイオウ（大黄）
- ハッカ（薄荷）
- ショウキョウ（生姜）
- カッセキ（滑石）
- 乾燥硫酸ナトリウム（芒硝）

防風通聖散で便＋老廃物をどんどん排出！

防風通聖散《ぼうふうつうしょうさん》は18種類の生薬《しょうやく》を使った漢方薬です。お腹にたまった便を、スムーズに排出する効果があるほか過食や暴飲暴食で発生する熱を取り除きます。熱を体外に排出するとき、汗や尿なども一緒に体外に排出され、この働きでため込んだ脂肪を燃焼します。

ほかにも老廃物がたまることでできる、にきび、湿疹、肌荒れを改善する働きもあります。

毎日、規則正しい排便があれば結果として、リバウンドしにくく太りにくい体質に改善されます。

- 腹部の皮下脂肪燃焼
- 便秘改善
- 動悸《どうき》改善
- 肩こり緩和
- むくみ改善
- 胃腸の熱を取る
- 老廃物の排出
- 発汗促進
- 利尿作用
- にきび、湿疹、肌荒れ改善

教えて
ドクター工藤

血《けつ》タイプは排泄力アップでスーッとやせる

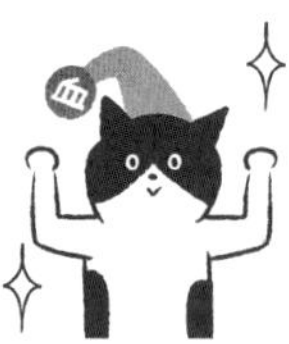

「血」タイプの太る原因は、血液のめぐりが悪く、栄養や老廃物がたまって、代謝が落ちていること。

排泄力を高めるには、食物繊維の多い野菜やきのこなど類のほか、水分も十分に補給します。

「血」タイプの患者さんに処方するのが、食べたものを効率よく体にめぐらせ、排泄をサポートする防風通聖散《ぼうふうつうしょうさん》です。血のめぐりをよくして脂肪を燃やす体に変えます。

この漢方薬は皮下脂肪の多い肥満症の改善にも効果を発揮します。

混合タイプもあります

体内のエネルギー、血液、水分の調和が
取れていないため、「気・血・水」の体質タイプが
重なっている場合もあり、症状も重なってきます。
ここでも症状に合った漢方薬が強い味方になります。

気虚+血虚=気《き》血《けつ》両《りょう》虚《きょ》

精気や肌ツヤがなく、症状は疲労感、貧血など。

おすすめ漢方▶「人参養栄湯《にんじんようえいとう》」

気虚+水毒=脾《ひ》胃《い》気《き》虚《きょ》

胃腸が弱く食欲不振、冷え、胸につかえなどを感じる。

おすすめ漢方▶「六君子湯《りっくんしとう》」

気滞+瘀血=肝《かん》鬱《うつ》気《き》滞《たい》

精神が不安定で倦怠感とイライラが反復する。

おすすめ漢方▶「加味逍遙散《かみしょうようさん》」

血虚+水毒=脾《ひ》胃《い》陽《よう》虚《きょ》

冷えが強く、疲れ、胃腸虚弱や下痢などを感じる。

おすすめ漢方▶「当帰芍薬散《とうきしゃくやくさん》」

水《すい》タイプはこんな人

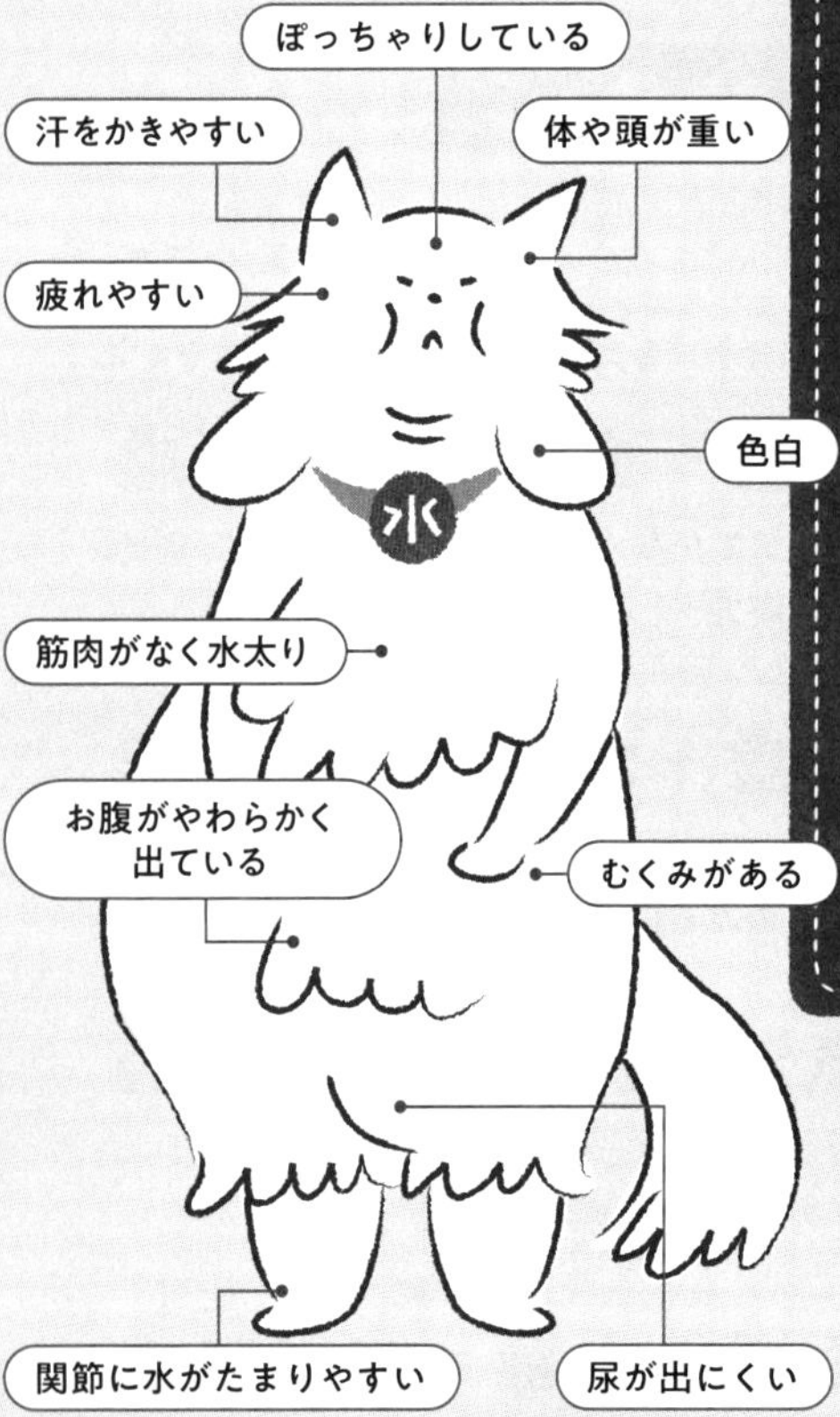
ぽっちゃりしている
汗をかきやすい
体や頭が重い
疲れやすい
色白
筋肉がなく水太り
お腹がやわらかく出ている
むくみがある
関節に水がたまりやすい
尿が出にくい

- 疲れやすい
- 睡眠時間が短い
- ほとんど運動しない
- 動くのが億劫
- あまり食べないのに太っている
- 脂肪がつきやすい

「水」は血液以外の体液のことで、体をウイルスや細菌といった外敵から守る働きがあります。

西洋医学のリンパ液と同じような役目で、全身をめぐって抗体を作る、いわば免疫《めんえき》系の司令塔です。

「水」は摂取した食物の水分が消化吸収されたもので、この「水」の流れが停滞すると、水分代謝が悪くなり、悪い状態を招くことを「水毒《すいどく》」といいます。

もっともわかりやすい不調は、むくみ。体内の水分は細胞と血管の間でしみ出したり、戻ったりしながら入れ替わっていきます。しかしこの水分がうまく回収されず、細胞のすき間にたまってしまった状態がむくみです。

むくみは下肢に生じることが多く、そのためひざや足首などに、関節痛を引き起こすことがあります。

水《すい》タイプのトリセツ

汗と尿にカギ！

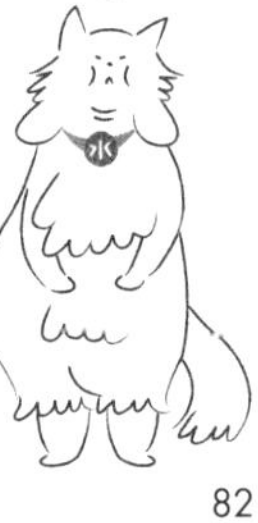

また余分な水分が体内に多くあるので、頭や体が重だるく、疲れやすく、肩こりなども起こってきます。

「水」タイプの肥満は、色白ぽっちゃり型。よくいう「水太り」です。私が患者さんをタイプ分けするときに、ひと目でわかるのが、この「水」タイプです。

「水」タイプは筋肉量が少なく、お尻や太ももに皮下脂肪が付きやすい。また胃腸の働きも低下しがちです。これは水分の停滞により、消化がうまくできないことが原因と考えられます。

これらを改善するには、余分な「水」をできるだけ排出すること。冷たい食物や飲み物のとりすぎに注意し、消化吸収を助けながら、余分な「水」をとり除く漢方薬「防已《ぼうい》黄耆《おうぎ》湯《とう》」を服用します。ぬるめの湯に長く浸かる入浴も効果的です。

水毒《すいどく》カルテ

筋力アップでめぐりを高めよ

- 水分が体にたまってだるく重いので、意識してトイレに行く回数を増やし、入浴で体を温めたり、マッサージをしたりしましょう。

- むくみには冷えが大敵。冷たい飲み物を避け、水分代謝に効果を発揮する豆類を多く摂取すること。

- 筋肉がないので、肉や魚、大豆製品などのたんぱく質を多く食べて筋力アップにつなげること。

- 軽いウォーキングやストレッチで、少しでも汗をかくこと。

教えて
ドクター工藤

水《すい》タイプのむくみの原因は水毒《すいどく》

「水」タイプの代謝が落ちる原因は、体が「水毒」という状態になっているから。

水分の排泄とめぐりのどちらかが異常事態になると、体内に余分な水がたまりやすい水太り体質へ移行してしまうのです。

こうなると、ため込んだ水分を全身に巻き付けているような状態ですから体が重くてだるく、動くのも億劫《おっくう》になり、ますます活動量は減って、肥満へまっしぐら。改善するには、余分な水を排泄することですが、残念なことに「水」タイプは、尿の出る回数や量が少ない傾向にあります。だからできるだけ運動や入浴で汗をかくようにしましょう。

さらに漢方薬「防已《ぼうい》黄耆《おうぎ》湯《とう》」で水分代謝をサポートします。

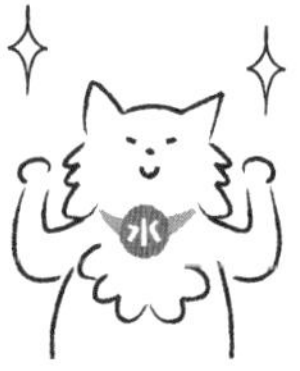

教えてドクター工藤

水《すい》タイプには、この漢方処方！

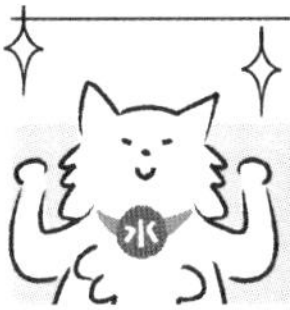

むくんだ足と
ぶよぶよのお腹には

水分代謝を促し、
体引きしめ効果のある

防《ぼう》已《い》黄《おう》耆《ぎ》湯《とう》

が効果的！

▼

［こんな成分でできています］

- **ボウイ（防已）**
  → オオツヅラフジの茎及び根茎の乾燥
- **ショウキョウ（生姜）**
  → ショウガの根茎の乾燥
- **オウギ（黄耆）**
  → キバナオウギの根の乾燥
- **タイソウ（大棗）**
  → ナツメの果実の乾燥
- **ビャクジュツ（白朮）**
  → オオバナオケラの根茎の乾燥
- **カンゾウ（甘草）**
  → マメ科カンゾウ属植物の根や根茎を乾燥

防已《ぼうい》黄耆湯《おうぎとう》で水分調整＋疲労回復

防已黄耆湯は、６種類の生薬からなる漢方薬。水分循環を促す効果が期待でき、ぽっちゃり水太りを改善し、つらいむくみを緩和する働きがあります。

また関節の腫れや痛みをやわらげ、汗をかきやすい多汗症の改善効果も期待できます。

消化を助け胃腸を元気にする効果もあります。こうして水分代謝を活性化させることで、筋肉の少ない体を引き締め、肥満が改善されます。

エネルギーを使う力が高まると、疲れにくい体に変わります。

- 疲労回復
- むくみ改善
- 汗をかきやすくする
- 肥満に伴う関節の腫れや痛み緩和
- 筋肉の引き締め効果
- 水太り改善
- 水分代謝促進
- 健胃整腸効果

効果の源!

やせる生薬

生薬とは、漢方薬の原料となる植物や動物を加工したもの。2つ以上の生薬を組み合わせて調合したものが漢方薬です。「気・血・水」の不足や滞りを補う生薬は、体質タイプで違ってきます。生薬はも天然由来のもので、有効成分だけを精製した薬品とは別物です。

気《き》タイプ

「気《き》」タイプに効果的な漢方の生薬のうち、熱を造る力が不足気味な「気《き》虚《きょ》」は温める生薬“補陽薬《ほようやく》”でカバー。気持ちや機能を整える“理気薬《りきやく》”は「気逆《きぎゃく》」タイプによく合います。

気虚=補陽薬

- 朝鮮人参《ちょうせんにんじん》
- 桂皮《けいひ》
- 附子《ぶし》
- 黄耆《おうぎ》

気逆=理気薬

- 柴胡《さいこ》
- 厚朴《こうぼく》
- 半夏《はんげ》
- 枳実《きじつ》
- 紫蘇《しそ》
- 竜骨《りゅうこつ》
- 牡蠣《ぼれい》

血《けつ》タイプ

「血虚《けっきょ》」には、「血《けつ》」タイプの不調の要因となる栄養や血のめぐりを補い、代謝を高める生薬"補血薬《ほけつやく》"が合う。

「瘀血《おけつ》」には、血の滞りを促進してめぐりを整える"活血薬《かっけつやく》"が合います。

瘀血＝活血薬

- 桃仁《とうにん》
- 牡丹皮《ぼたんぴ》
- 紅花《こうか》
- 川芎《せんきゅう》
- 当帰《とうき》

血虚＝補血薬

- 当帰《とうき》
- 芍薬《しゃくやく》
- 地黄《じおう》
- 竜眼肉《りゅうがんにく》
- 酸棗仁《さんそうにん》

水《すい》タイプ

パンパンにむくんだ体の水の滞りをスムーズにして、余分な水分を排出し、さらにめぐりを整える生薬を"利水薬《りすいやく》"といいます。

「水《すい》タイプ」の「水毒《すいどく》」を改善します。

水毒＝利水薬

- 茯苓《ぶくりょう》
- 白朮《びゃくじゅつ》
- 猪苓《ちょれい》
- 沢瀉《たくしゃ》
- 薏苡仁《よくいにん》

3章

「何をいつ、どう食べるか？」

食べぐせで体が劇的に変わる！

確実にやせていく秘密は独自のメソッド。その基本となっているのが、食行動の改善です。

無意識にしている「太る食べぐせ」の退治が大事！

人が太る原因——。それは、**消費するエネルギー以上に食べてしまうから**。余った脂質や糖質が体に脂肪として蓄積されるため太ってしまうのです。

そんな当たり前のことはだれでも知っているのに、やせたくてもやせられないという人や過去に何度もいくつものダイエットに挑戦したのにやせない、やせてもリバウンドしてしまった、という人は、ダイエットに関する認識がズレていたり、無意識に太ってしまう行動をとっていることがほとんどです。

そういう人は、まず自分の「食行動」を知ることがとても大切。そこにこそ、真の太る理由が隠れているからです。とにかく太った**原因究明**に力を注ぎましょう。自分でも気づかない、太った本当の理由や食行動の問題を知ることは、ダイエットの成功に欠かせないません。

あなたがなぜやせないのか。本章でその謎を解き明かしていきましょう。

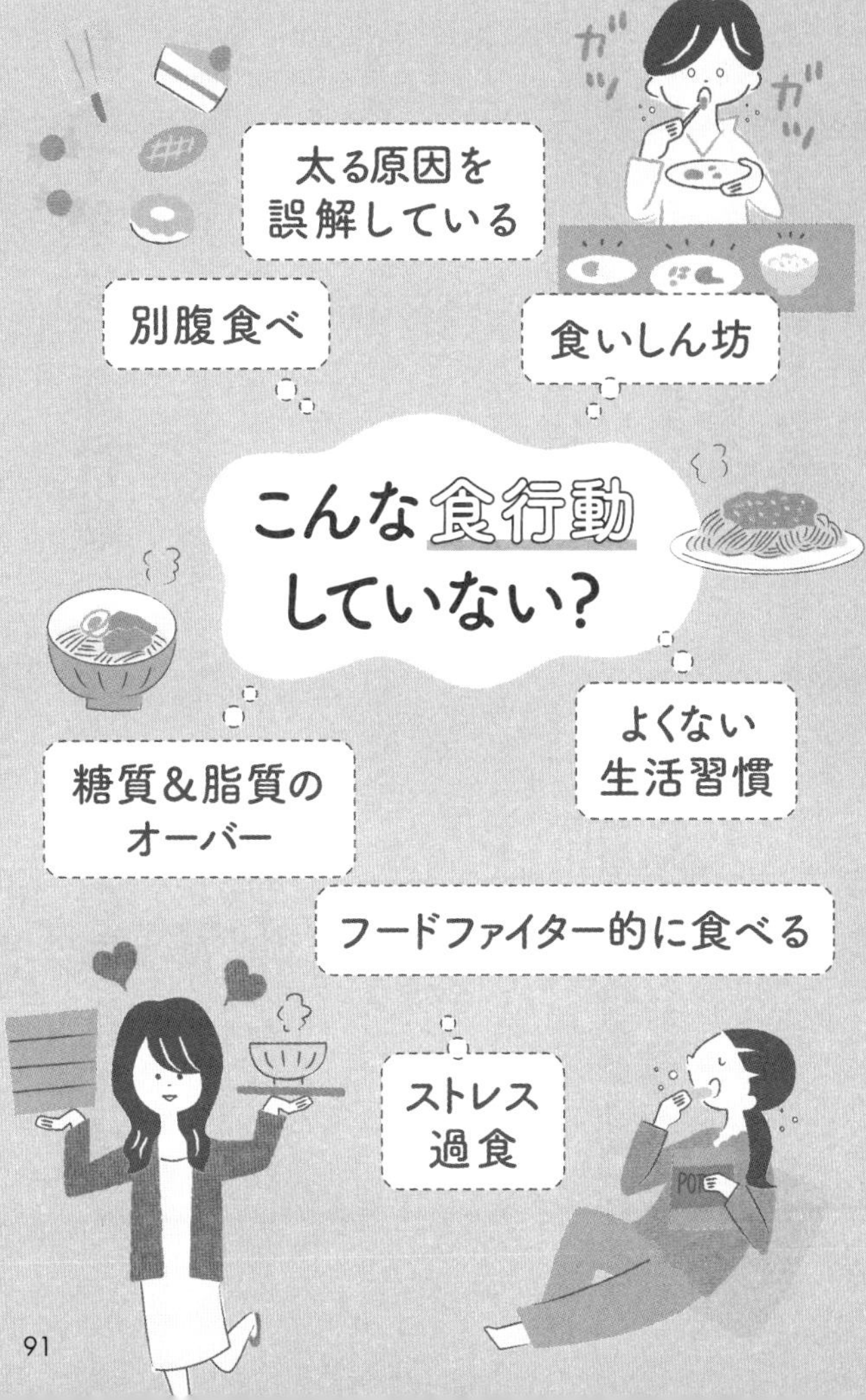

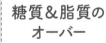

ガツガツ
太る原因を誤解している
別腹食べ
食いしん坊
こんな食行動していない?
糖質&脂質のオーバー
よくない生活習慣
フードファイター的に食べる
ストレス過食

食べすぎは、食行動（食べぐせ）の異常です

誰でも「昨日、食べすぎちゃって……」というのはよくあることです。

しかし、やせたいのにひんぱんに食べすぎを繰り返しているなら、それはたんなる食べすぎではなく、食べぐせ、「食行動の異常」です。

異常というとちょっと驚かれるかもしれません。

しかし、甘いものを食べだしたら止まらなかったり、油の多いスナック菓子を1袋全部食べきってしまったり食べたばかりでまだお腹がすいてないのに食べることがある場合は、正常とはいえません。

過食を繰り返すうちに、食欲をコントロールする脳の満腹中枢がうまく働かなくなっているために、いつまでも食べ続ける状態が生まれてしまっています。

「食べすぎることは異常な行動である」と認識するだけでも、「異常なら治さなくちゃ！」と自分の食べ方を見つめ直すきっかけになるもの。しかし、それまで

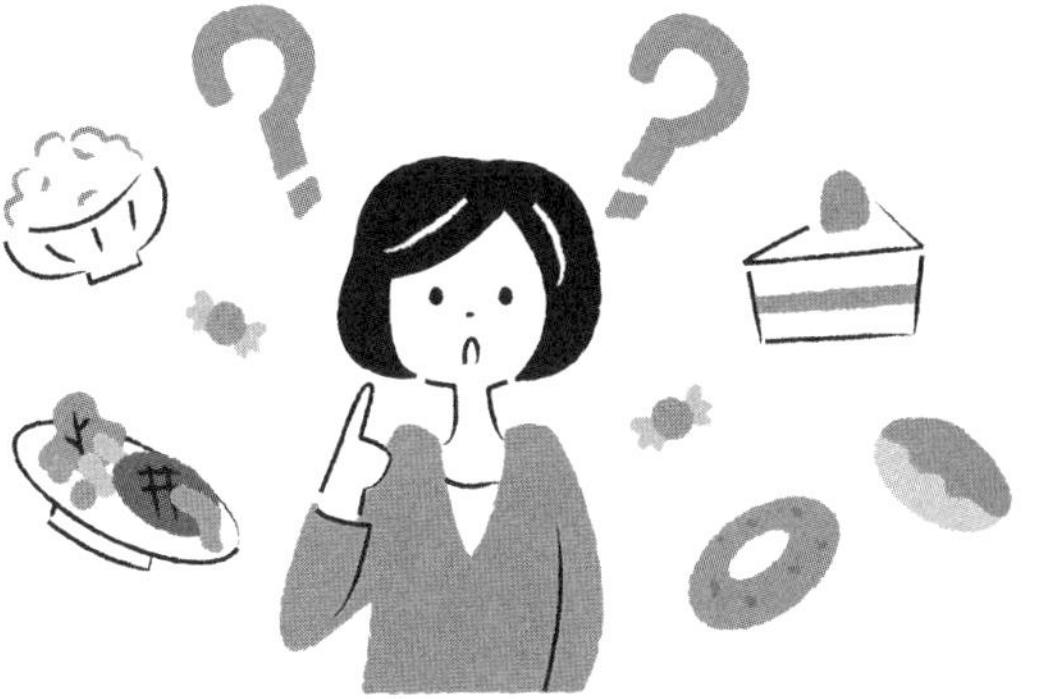

やせたいのに食べてしまうのは、なぜ?

好きなだけ食べてきた人にとって、食事量を制限することほどつらいことはないでしょう。

そこで食行動の異常を見つけて修正していく方法でやせていきます。

食べること自体が悪いのではなく、太るほど食べることに問題があると理解し、納得する。それができると、みずから今までの食行動の異常を正常化していこう、という気持ちが生まれるのです。自分の食行動の問題を客観的にとらえ、素直な気持ちになって、それまでの間違った認識を捨てることができます。

大丈夫、悪いのはあなたではなく、これです！

食欲がコントロールできずに食べすぎてしまう理由は何でしょう？

実はそこには心身の不調が隠れていることがほとんどです。

やせたいのに食べたいというのは、冷静に考えたらとてもおかしいことです。体は、ストレスや自律神経の乱れから交感神経が優位になって肩こりがひどかったりすると、その憂うつな気分や痛みを紛らわそうとして、自分を守る行為に走らせます。たとえば、「幸せ物質」といわれるセロトニンを分泌させるために大食いをするなど。また、睡眠不足でもグレリンという食欲を上げるホルモンが増え、満腹を感じやすくするホルモン、レプチンが低下するので結果的に食べすぎてしまい、太りやすくなります。

やせられないのは自分の精神的な弱さのせいではなく、何かしらの心と体の不調からきている——そこに気づくことが大切です。

食べすぎは、こんな心身の不調で起こる!

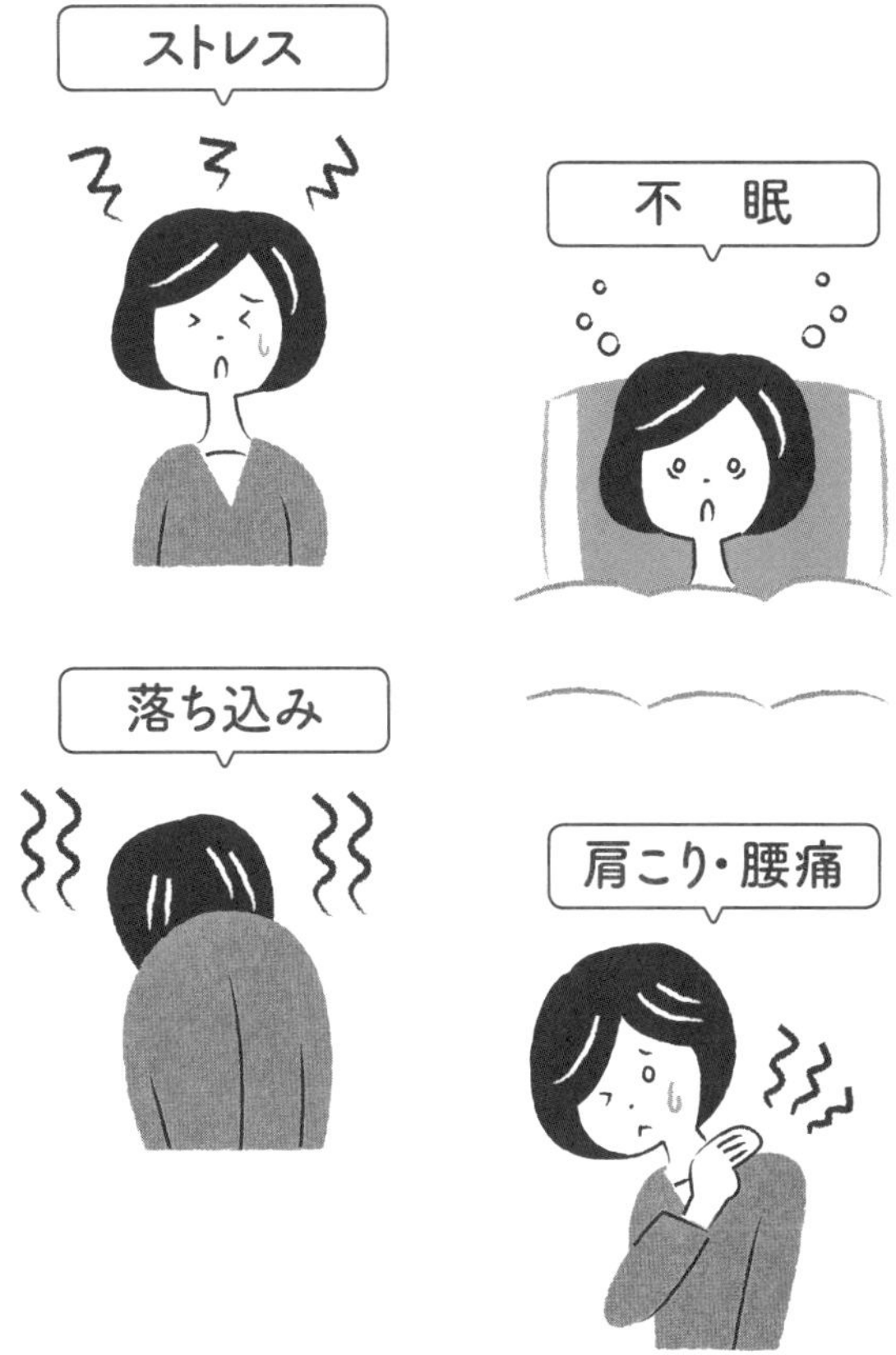

一番避けてほしいダメージは「自己嫌悪」

ダイエットの失敗やリバウンドは、なぜ起こるのか？

それはあなたの自制心が弱いからでも、人一倍食いしん坊だからでもありません。自分を責めるネガティブな気持ちは自己嫌悪感をつのらせ、ダイエットに最も悪影響をもたらします。

たとえば、ストレスから週末に食べすぎてしまったときに、「また食べすぎてしまった」「なんて自分はダメなんだ」と自己評価を下げてしまうと、決まってまた翌日にも過食してしまいます。自己嫌悪が悪循環を生むのです。

ダイエットに成功するためには、ネガティブに傾いた気持ちを前向き・ポジティブに直せることが最も重要な秘訣です。

ネガティブになってもいいし、失敗しても何回だってやり直せばいいのです。

昨日食べすぎたら、今日からまたがんばろうと、いかに早く気持ちを切り替えら

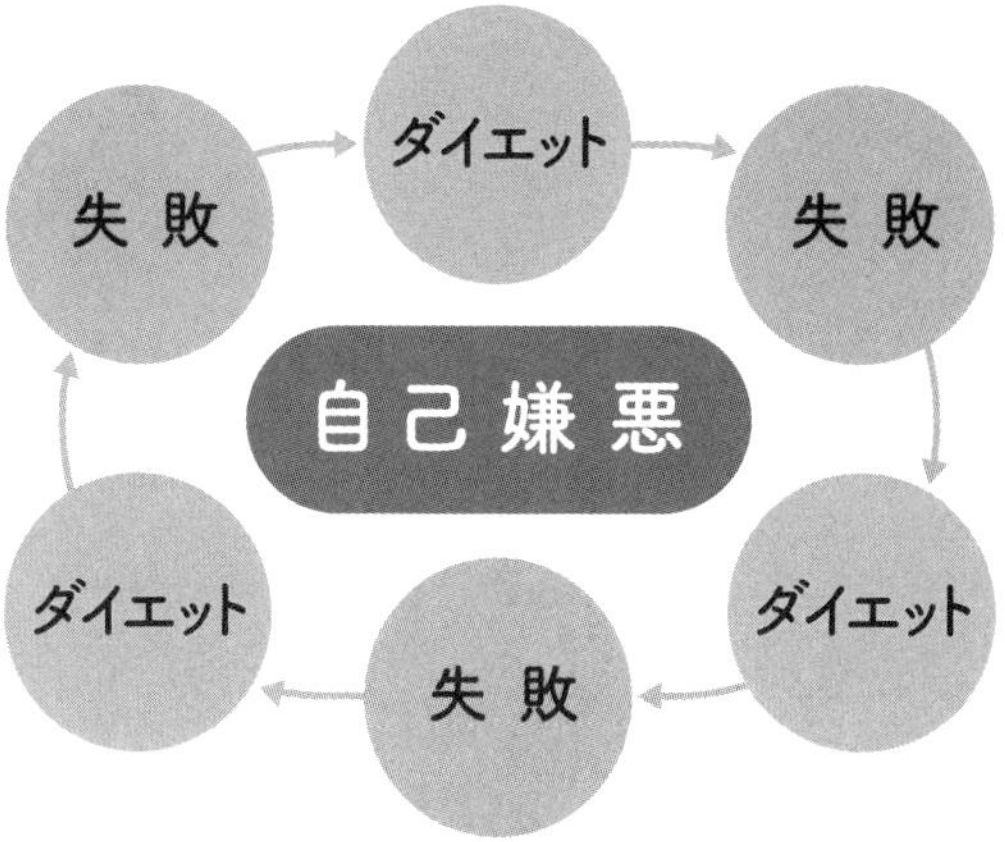

れるかが成功のカギを握っています。

私のクリニックでは、たやすく自己嫌悪に陥らないように、目標もゆるく設定し、順調でなくても明るく、やさしく接しています。

目標に向かってがんばっている最中は、つい過食してしまう自分を許せないかもしれません。でも、あなたの中にはいろいろな自分がいます。

どんな自分も認めて許してあげるほうが、長い目で見ると早く目標の達成に近づくのです。確実にやせたいなら「自分にもゆるく!」いきましょう。

「認識のズレ」から食べてしまう人がいる！
思い込みを正すことが「自然やせ」の極意

太っている理由を誤解していることも、ダイエットに失敗する大きな要因の一つです。

一番多い誤解が、「運動不足だからやせない」というもの。**人は運動が不足しただけでは決して太りません。**その証拠に、足腰が弱って寝たきりになっている人で太っている人はまず見かけませんよね。

たしかにハードな運動をすればやせますが、体重を1kg落とすために必要な運動量はフルマラソン2回分です。こんなにハードで効率が悪いのですから、かなりの運動好きでないかぎり運動によるダイエットは挫折してしまうのです。

また、「太りやすい体質だからやせない」と誤解している人も多くいます。これは無意識のうちに食べすぎたり、太りやすい食べ方をしていたりすることに気

ダイエット失敗の大きな原因は?

- 運動不足だから
- 太りやすい体質だから
- 甘いものが好きだから
- 脂っこいものが好きだから
- お酒がやめられないから　など

これ、全部誤解です!

づかず、体質のせいにしてしまっているパターンです。

ほかにも「甘いものが好き」「脂っこいものが好き」「お酒がやめられない」など、太っている理由だと誤解していることは、人それぞれ。でも、それらの認識の9割はズレています。

運動不足や嗜好《しこう》に関係なく、食べすぎ・飲みすぎが問題なのです。

太っているのは100%過剰摂取が原因というのが結論です。これらの認識のズレを正すだけでも、ダイエットに大きな効果があります。

思い込みの呪縛が解けると、迷わずキレイの正解へ突き進める！

私のダイエット・メソッドが確実にやせる理由の一つに、独自に考案した「食行動療法」にあります。

一般的な肥満治療で行なわれるのは、摂取カロリーを減らす「食事療法」と有酸素運動などを行なう「運動療法」ですが、つらくハードなので、結果として途中で挫折してしまいます。こうした苦い経験がトラウマとなって、「ダイエットはつらく苦しいもの」「なかなか成功しないもの」というイメージをつくり、意欲を低下させます。

一方、「漢方で勝手にキレイに自然やせ」の一環である「食行動療法」は、誤った思い込みや太る食行動を修正して、自分から無理なく食べる量を減らしていきます。行動療法とは、まず自分の思い込みや状態を客観的に知り、具体的な指標

自分の食行動を知るメリット

- ダイエットの認識のズレや思い違いに気づける
- 自分の食べ方のクセがわかる
- 自分の食べ方の問題点に気づける
- やせる食行動がイメージできるようになる

をもとに、本人が主体的に正しく行動できるようにする治療法です。

そのためにはまず、自分が太った原因をチェックシートで客観的に理解することから始めます。そのうえで、太ってしまう行動からやせる行動へ、自発的に正していくようにします。

毎日の正しい食行動が定着すれば確実にやせていき、気持ちも明るくなるため、ダイエット成功後も「ずっと続けていきたい」と言う人がほとんど。だからリバウンドすることなく、一生太らない体を手にできるのです。

残念な思い込み発見！

食行動チェックシート

あなたの知らない認識の落とし穴がきっと見つかる！

自分の食行動を知るための簡単なツールとして、私のクリニックでは「ダイエット弱点克服シート」という質問票を使っています。これは日本肥満学会が作成した『肥満症診療ガイドライン２０１６』の「食行動質問票」をもとに項目を絞ったもの。

A～Gまでの７つの質問に答えるだけで、気づかなかったあなたの食行動とクセが、明らかになります。

食行動チェックのやり方

A～Gの7つの項目から、各3問ずつ出題しています。どのくらい当てはまるか、以下の点数を□に記入しましょう。

そうだ	4点
どちらかと言えばそうだ	3点
たまにそう思う(する)	2点
そんなことはない	1点

□点

3問の合計点数が10点以上なら、その項目にあなたの食行動の問題が潜んでいます。

A

Q1　□点

太るのは
運動不足のせいだと思う

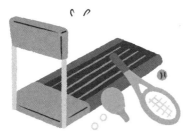

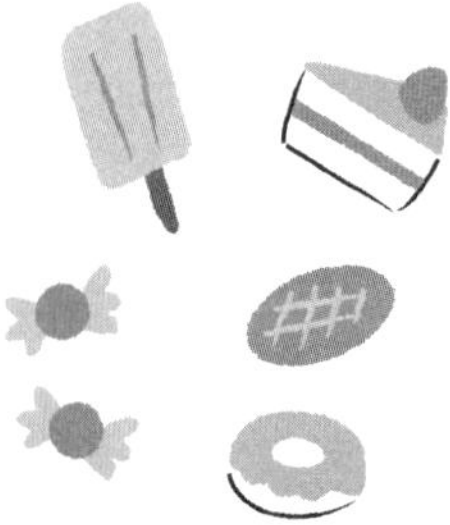

Q2　□点

太るのは
甘いものが
好きだからだと思う

Q3 　　点

水を飲んでも太る体質だと思う

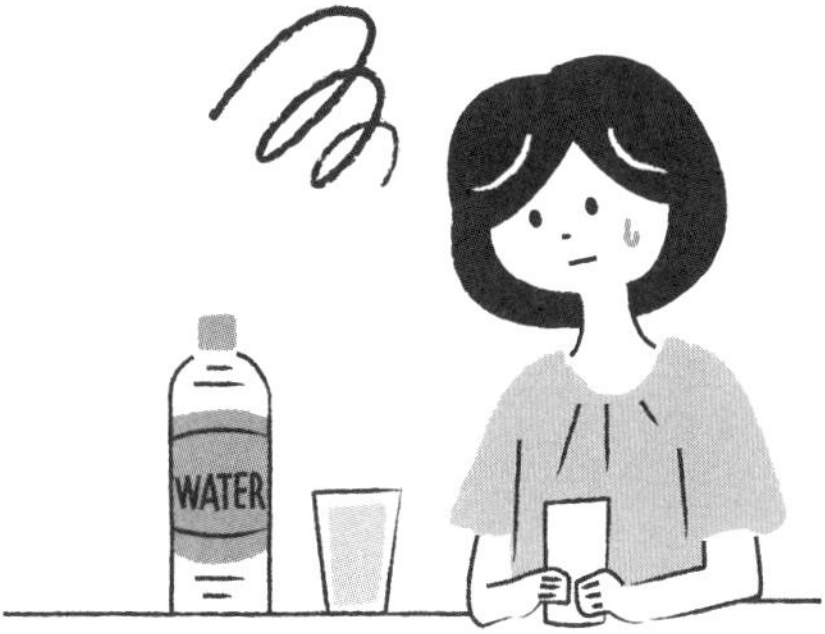

あなたの点数は?

そうだ	4点
どちらかと言えばそうだ	3点
たまにそう思う(する)	2点
そんなことはない	1点

合計 　　点

10点以上なら次のページを要チェック

診断結果

A

その認識、間違ってます！

残念な誤解・思い込みで太っているタイプ

食行動チェックでAの合計点数が10点以上だった人は、ダイエットに関する認識のズレがあり、間違った思い込みで日々ストレスを感じています。

太ってしまうのは、運動嫌いやスイーツに目がないせいではなく、ましてや努力してもどうにもならない体質のせいでもありません。理由は簡単。ただただ、食事の量が多いことが問題なのです。

食べる量が消費する量よりも多ければ、体重はすぐに増えてしまいます。やせたければ食べる量を減らすこと。やせない理由をそれ以外のせいにしていた間違いに気づくと、それだけで数kgやせられる人もいます。

ダイエットの成功は食行動を正すこと。それに尽きるといえます。

1 運動不足で太ることはありません

---太るのは運動不足のせいという思い込み!

スポーツが苦手な人や、忙しくて運動の時間が取れない人は、「太るのは運動不足のせい」と思っていることが多いようです。でも、この認識は大きな間違いです。

実際、運動でやせることはできますが、逆に運動不足のせいで太るということはありません。日本人の約75%が運動不足と言われていますが、肥満の割合は約25%。つまり運動不足でも太っていない人は大勢いるのです。

しかも、運動で脂肪を1kg減らすには、なんとフルマラソン(42・195km)を2回完走することが必要です。ダイエットの手段として運動は大変効率が悪いのです。やせるために運動は必要ない! ――これを知っただけで、5kgやせた患者さんもいます。

太るのは甘いものが好きだからという思い込み！

2 甘いものに罪はない！　問題は食べる時間と量です

ダイエット中にスイーツは厳禁！　と思っていませんか？　でも、甘いもので太るのは、食べる時間と量が間違っているからです。

甘いものを食べるとセロトニンという「幸せホルモン」が出ます。そのため、一日の疲れが出る夕食後にスイーツが欲しくなるのです。

しかし、夜は脂肪を増やすホルモンが活発になる時間帯です。太らないためには、できるだけ日中の、「三時のおやつ」のタイミングで少量にしましょう。

「甘いものを食べだしたら止まらない」という人は、肩を触るとガチガチに硬かったりします。これは、肩こりから体がセロトニンを求めている状態で、肩こりを解消する漢方を飲むと甘いものへの衝動がおさまります。

甘いものを食べすぎる場合は、心と体の不調に目を向ける必要があります。

3

水を飲んでも太る体質だという思い込み!

「太りやすい」と思う人ほど食べています

よく「水を飲んでも太るんです」という人がいます。これは「食べていないのに太ってしまう太りやすい体質」と言う意味ですね。

しかし、よく考えてください。それがもし本当なら、世界の食糧問題はいっきに解決するでしょう。

代謝が正常ならば、飲んだ水は数時間後には汗や尿として排出されてしまいます。残念ながら、0カロリーの水を飲んで太ることはないのです。

私のダイエット外来では、一日4回体重を量ってグラフにつけ、食べた量を意識してもらうようにしています。すると、太りやすい体質だと思っている人ほど、無意識のうちにたくさん食べていることがわかります。太ってしまう理由がわからないときは、記録をつけて、食べている量を自覚するようにしましょう。

B

Q1　□点

余った料理はもったいないので食べる

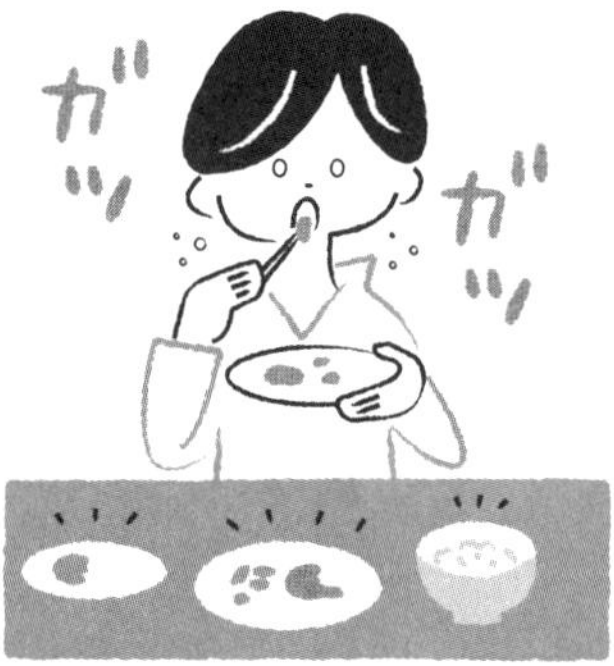

Q2　□点

外食や出前は多めに注文する

Q3　□点

おいしそうなものは予定外でも買う

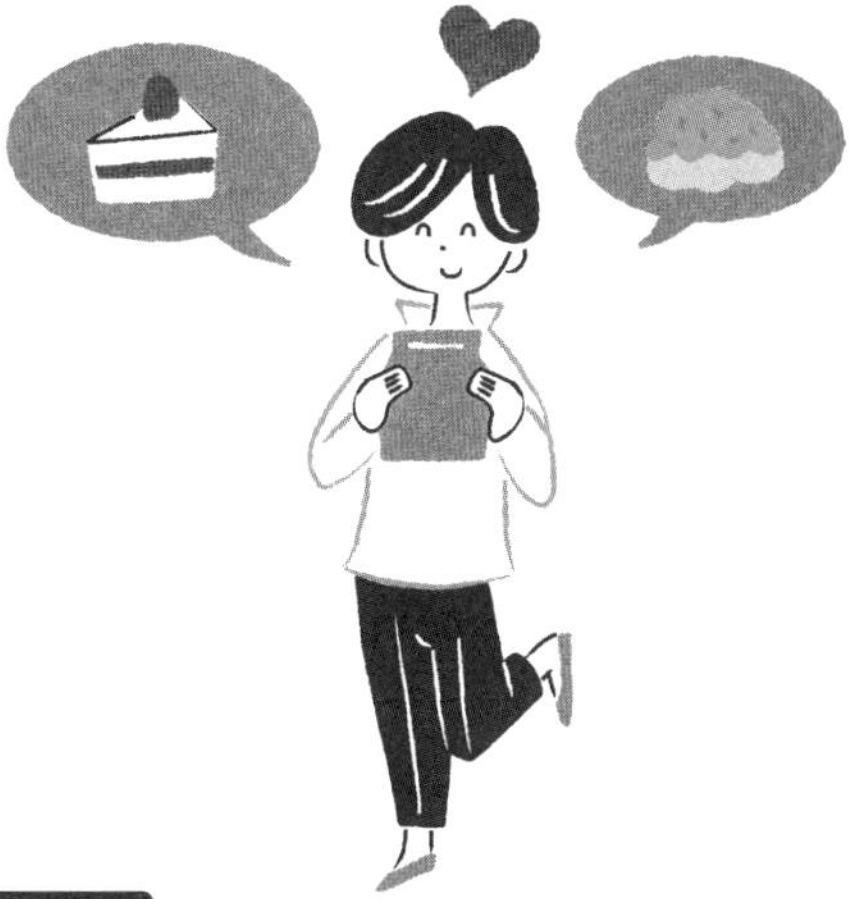

あなたの点数は?

そうだ	4点
どちらかと言えばそうだ	3点
たまにそう思う(する)	2点
そんなことはない	1点

合計 □点

10点以上なら次のページを要チェック

診断結果

B

いい人すぎる食いしん坊で太っているタイプ

／口ぐせは「もったいない」／

食行動チェックでBが10点以上だった人は、食べ物がたくさんないと不安に感じ、少しでも食べ物が余ったら「もったいない」ことを理由に、満腹でも食べてしまいがちです。

ダイエットの基本は、空腹が満たされたら食べるのをやめること。

太っている人は、腹八分目でもおなかがすいた状態だと思い込んでいます。ましてや満腹なのに食べていたら、当然太ってしまいますね。

まず、本当に空腹になったときだけ食べる習慣をつけましょう。

そのためには、余分な食べ物は買わない、料理を作りすぎないことから始めてみましょう。

1

「もったいない」はNGワード

料理を残してはいけないという残念な思い込み

冷蔵庫の中はいつもぎっしり。賞味期限が近づくと無理して食べたり、料理も多めに作りがち。「もったいない」が口ぐせで家族の食べ残しを満腹でも食べてしまう。

そんな人がやせられるはずがありませんね。

子供のころから「食べ物を粗末にしてはいけない」と躾けられて、食べ物を残すことに罪悪感がある人もいるでしょう。

でも、食べすぎで太ることは、わざわざお金を払って脂肪を買っているようなものともいえます。それで健康を害したら、そちらのほうがもっと「もったいない」はず。一度、思い切って買う量を減らしてみると、それまでいかに買いすぎ、作りすぎていたのか気づくことでしょう。

2

外食や出前は多めに注文するという間違い！

足りないくらいが、ちょうどいい

食べ足りないことへの不安感が強い人や、お店の人を喜ばせてあげたいなんて思ってしまういい人ほど、外食や出前で必要以上にたくさん注文していま す。

そして結局、残すことができずに食べすぎてしまいます。

しかし、食事は足りなければ後から追加することもできますし、食べ終わってすぐは物足りなくても、時間がたてば気にならなくなることはよくあります。

食べすぎを防ぐには、「足りなかったらどうしよう」から「足りないくらいでちょうどいい」と意識を変換すること。

よくないのは満腹になるまで食べること。お腹がすいてもやりすごすことで心と体も慣れて、やがて空腹への不安も感じなくなります。

3

おいしそうなものは予定外でも買うという残念な習慣！

予定外に買えば、予想外に太って当然

初めて見るおいしそうなものや、安くなっているものがあると、必ず買ってしまうという人がいます。

「好奇心が旺盛だから」「流行に敏感だから」「グルメだから」「自分へのご褒美に！」「家族を喜ばせたいから」――。

理由はいろいろあると思いますが、その予定外の「買って食べること」を繰り返すうちに脂肪が蓄積して太ってしまうのです。

スーパーなどに買い物に行くときは、あらかじめ買うものをリストアップして、それ以外の食べ物は思いつきで買わないと決めましょう。そして後日やっぱり食べたいと思ったら、買い物リストに入れて購入します。

計画的に買い物をすることは、思った以上に効果があります。

C

Q 1 □点

身の回りにいつも食べ物を置いている

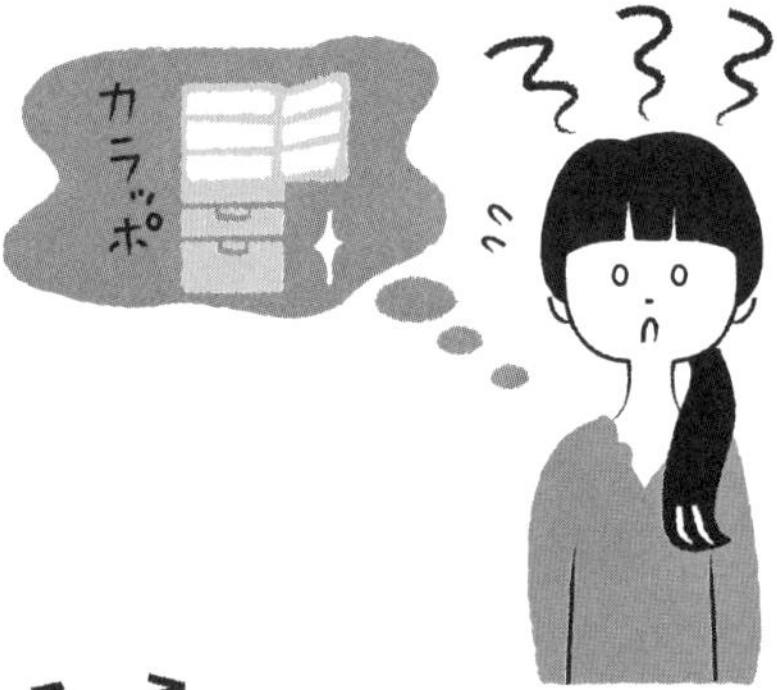

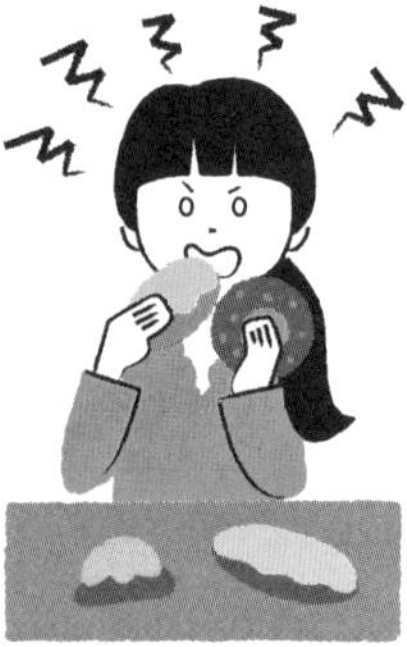

Q 2 □点

イライラしたり、心配事があったりすると食べてしまう

Q3 　　点

何もしていないとき、つい食べてしまう

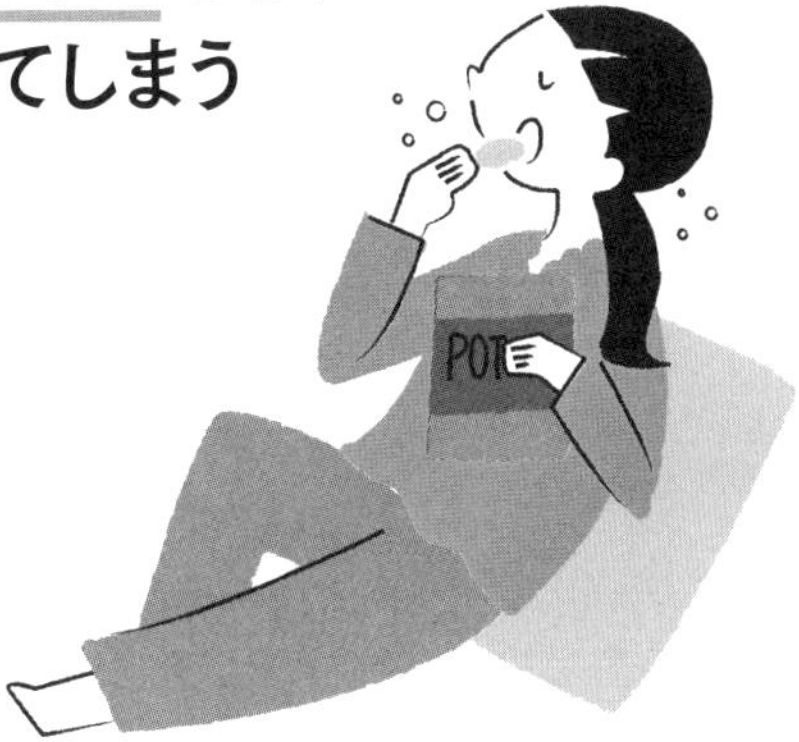

あなたの点数は?

そうだ	4点
どちらかと言えばそうだ	3点
たまにそう思う(する)	2点
そんなことはない	1点

合計 　　点

10点以上なら次のページを要チェック

診断結果

C

食べてイライラを解消
ストレス過食で太っているタイプ

食行動チェックでCが10点以上だった人は、仕事や人間関係のストレスを食べることで発散しており、後から自己嫌悪に陥りがちです。

ストレスが溜まると過食に走る理由は、食べることで脳内に「幸せホルモン」といわれるセロトニンが分泌されるからです。

イライラを食べることで紛らしていると、やがて食べものに依存するようになり、自己嫌悪からまた食べる悪循環に陥って太ってしまいます。

太る原因が、こうしたメンタルにある場合は、漢方で心を整えながらダイエットすると効果的です。

ストレスが軽減して体調が改善し、心がコントロールしやすくなれば、自然に食べすぎが抑えられ、確実に体重が減っていきます。

1 太る準備ができすぎている家やバッグ!?

――身の回りにいつも食べ物を置いているという間違い！

家の中に食べ物がたくさんないと落ち着かなかったり、バッグの中にはつねにお菓子やパンなどを入れていて、いつもちょこちょこ食べている場合、食べることへの執着が強く、食への依存がある可能性があります。

いつでも食べ物が口にできる状態ですから、ちょっとヒマになったときや、ほっと一息ついたとき、あるいはイライラや体調の悪さを感じると、すぐにモグモグが始まってしまいます。

こんな人は、まずは手が届くところにある食べ物を減らすこと。

そして、空腹を感じていないときは食べない意識を持ちましょう。

イライラや、心配事があると食べてしまうという間違い！

2 ストレスと食べ物はセットにあらず

私も気持ちが繊細なほうで、仕事や人間関係で疲れ、ストレスが頂点に達するとドカ食いしてしまった経験があるので、イライラすると食べてしまうのは理解できます。

人間ですから、たまにドカ食いしてストレスを発散してもいいのですが、いつも何か口に入れていないと落ち着かないのなら、食べることへの依存性が高くなっている状態です。

また、ストレスや心配事から睡眠不足になると、グレリンという食欲ホルモンが分泌されて食べすぎてしまいます。夜ふかししているなら、いつもより30分早く寝るように習慣づけて、脳内の疲労を取るようにしましょう。ピタッと食欲がおさまります。

3 「食べるのが趣味」はもう卒業を

何もしていないとき、つい食べてしまうという間違い!

ストレスを感じると食べすぎてしまう人は、食べることへの依存から、少しでも時間があると、無意識に食べ物で気を紛らせてしまいます。

予定のない休日にひっきりなしにお菓子やスイーツを食べてしまったり、ソファに寝転がって、DVDや動画を見ながらスナックをポリポリ、平日は家に帰ると、ビールとスナックで寝る直前まで一人宴会……。こんな食習慣ではとてもやせられませんね。

食べたり飲んだりすること以外の、趣味やリラックスできることを見つけましょう。

ゆっくりお風呂に入ったり、アロマや音楽、好きな映画をじっくり楽しむなど、味覚以外の五感を刺激するとよいでしょう。

D

Q 1 □点

たくさん食べたあとに後悔する

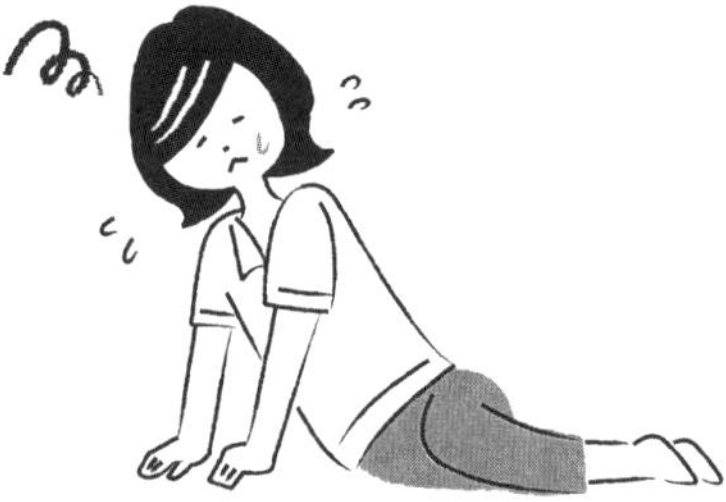

Q 2 □点

お腹いっぱい食べないと満足感を得られない

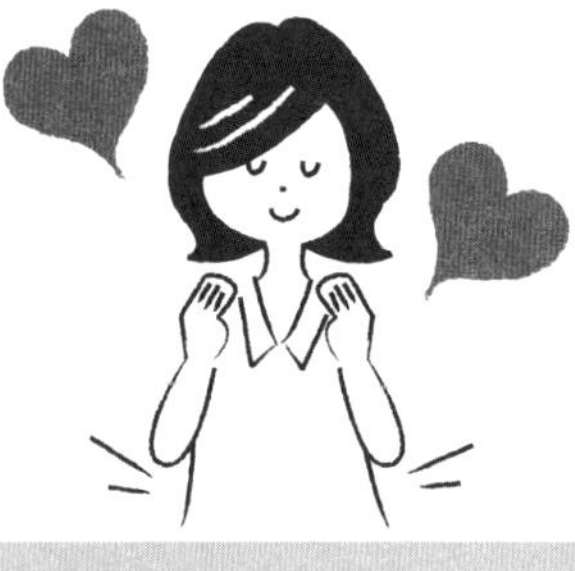

Q3 □点

食前にお腹がすいてないことが多い

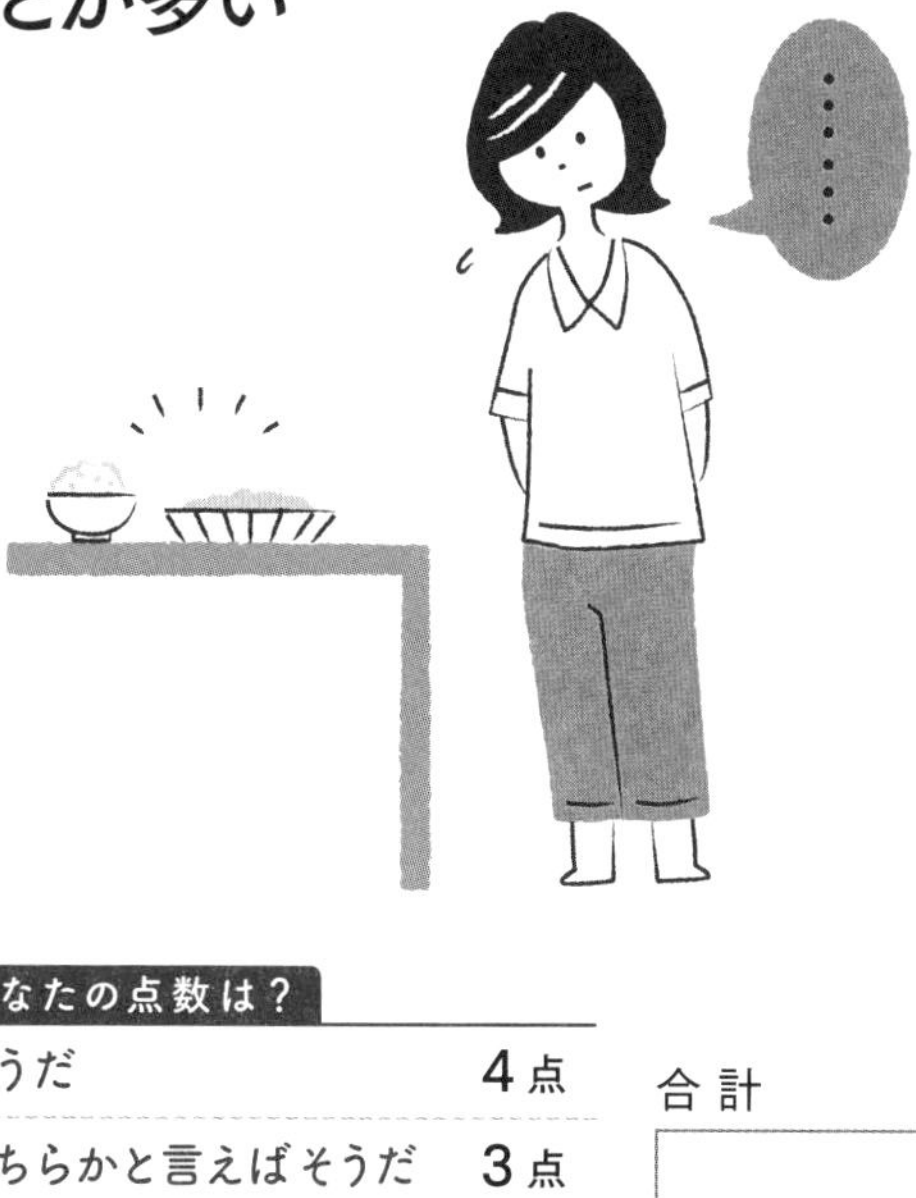

あなたの点数は?

そうだ	4点
どちらかと言えばそうだ	3点
たまにそう思う(する)	2点
そんなことはない	1点

合計 □点

10点以上なら次のページを要チェック

診断結果

D

食事は満腹になってから？

好きなものは別腹で太っているタイプ

食行動チェックでDが最も多かった人は、満腹感や空腹感がわからなくなっていて、食べ物を出されたらとにかく食べてしまいます。「ケーキは別腹」「お寿司は別腹」と言い訳して、たくさん食べた後なのにぺろりと平らげてしまうのも、このタイプです。

通常、人は満腹になったらそれ以上食べられません。満腹なのに食べることを繰り返していると、やがて満腹感がわからなくなって、いつまでも食べてしまうようになります。

食事は空腹を感じてから食べるようにし、空腹が満たされてきたら食べるのをやめましょう。空腹以外のときは、食べない。満腹を超えてまで食べないことを新しい習慣にしましょう。

1

流されるままに食べていませんか？

――「たくさん食べたあとで後悔」の繰り返し⁉

満腹がわからなくなっていると、「食事の時間だから」「みんなが食べるから」「せっかく出してくれたから」と、周囲に合わせ、勧められるがままにどんどん食べてしまいます。

その後、冷静になってよく考えてみると、とんでもない量を食べてしまっているので、心だけでなく、胃も体も重くなり、後悔と自己嫌悪の連続に。

このタイプの方が知っておくといいのは、食べはじめたら腹三分目から腹八分目を意識して、空腹感が消えたらそこでストップするといいということ。食べる量は目の前の食べ物でなく、自分自身の感覚と相談して決めるようにしましょう。

お腹いっぱい食べないと満足できないというズレ！

2 やせている人は満腹まで食べません

太っている人とやせている人の大きな違いは、食べる量にあります。やせている人は、満腹になるまでは食べません。食事は空腹感が満たされたら、満腹でなくても食べるのをやめる。これがやせている人の「やせグセ」なのです。

お腹がすいていないのに食べるという間違い！

3 やせている人は空腹になるまで食べません

太っている人とやせている人の差は、食事をするタイミングにあります。やせている人は空腹になってからしか食事をしません。空腹とはどういう状態かというと、お腹がグーッと鳴る音がするのが一つの目安です。お腹が鳴るのは空腹期収縮といって、十二指腸から分泌されるホルモンによって胃が収縮するからです。

収縮するのは胃の中にある食べ物の残りかすを掃除するため。そう知ると、お腹の音もなんだかありがたく思えてきますね。胃の掃除が終わるのに少し時間がかかりますから、グーッと鳴ってしばらく時間をおいてから食べるとよいでしょう。

空腹の音は食事の合図なのです。

特に間食が多い人は、食事の時間になっても空腹でないことが多いですね。それでも満腹がわからなくなっているので、必要以上に食べすぎてしまいます。

そもそも食前には、空腹の状態になっていることが前提です。お腹がすいていなければ、空腹になるまで待つか、おかずだけ食べるなどして満腹にならないように工夫しましょう。

Q1　□点

早食いである

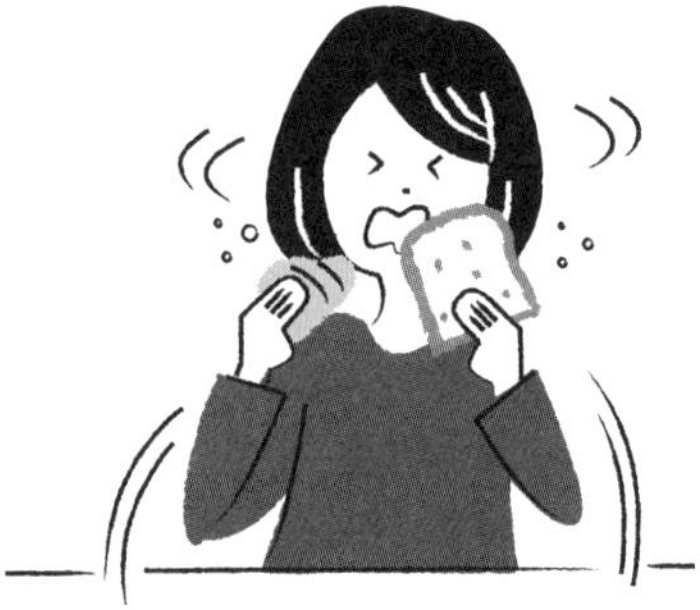

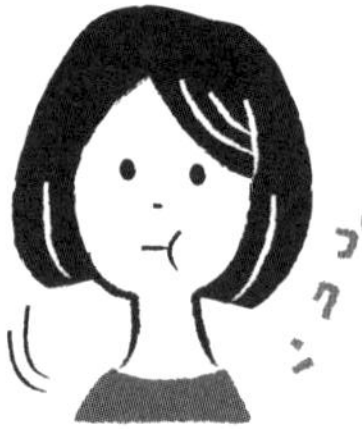

Q2　□点

よく噛まない

Q3 点

人から「よく食べるね」と言われる

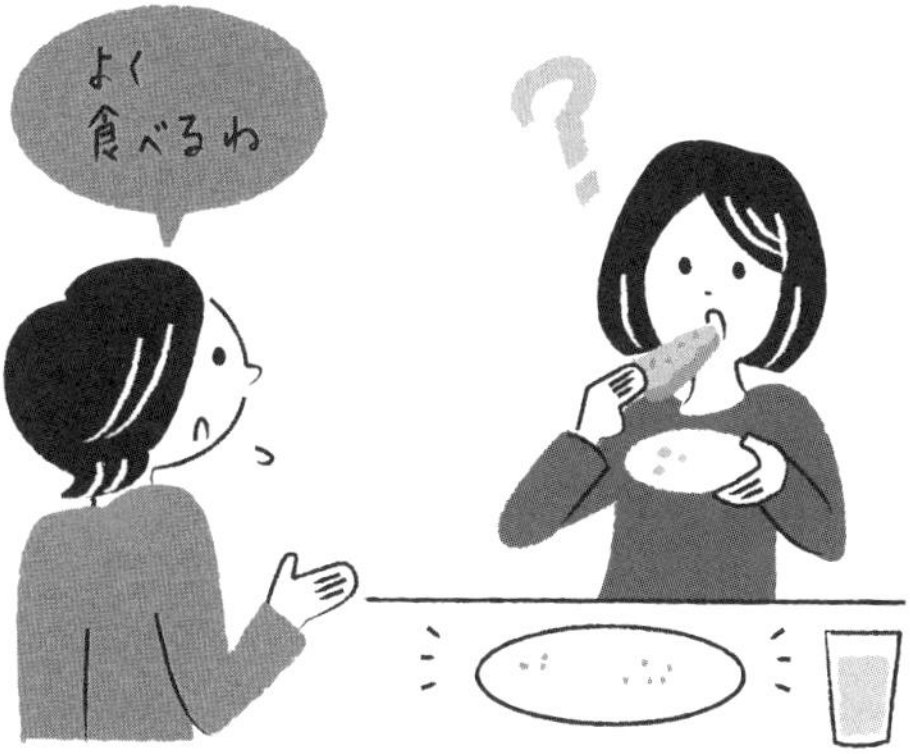

あなたの点数は？	
そうだ	4点
どちらかと言えばそうだ	3点
たまにそう思う（する）	2点
そんなことはない	1点

合計 点

10点以上なら次のページを要チェック

E

＼アスリートのような食べ方に赤信号!!／

フードファイター食いで太っているタイプ

食行動チェックでEが10点以上だった人は、早食い&大食いという、テレビで見かける、大食いのフードファイターの食べ方を毎回しているのと同じで、最も脂肪をため込みやすいタイプです。

また、せっかちな性格だったり、時間がないからと急いで食事をする人も、結果的にたくさん食べてしまいます。

特に、早食いは嚙む回数が少ないことから、脳の満腹中枢が刺激を受けにくく大食いになりがちです。しかも、早食いすることで、血液中のブドウ糖が急増して血糖値が急上昇。余分な糖質をため込むことを繰り返して脂肪を増やしてしまうのです。

ゆっくり嚙んで「一口ごとに箸を置く」ことから始めてみましょう。

早食いという残念な習慣！

1 スピード違反は「満腹信号」を見落としがち

大食いの人はたいてい早食いです。それは、脳の満腹中枢に十分な刺激が伝わる前にハイスピードでどんどん食べてしまうから。

満腹中枢は、食事中にお腹がいっぱいになったサインを出す、脳にある中枢神経で、噛むことの刺激や血糖値の上昇をキャッチして、食欲にブレーキをかけてくれます。

忙しくてゆっくり食べる時間がないから早食いをする人もいますが、そこまでして無理に食べる必要はありません。

食べる時間が短いなら、1回で食べようとせず、2〜3回に分けて食べるとよいでしょう。

やせたいなら食事のスピード違反は厳禁です！

2 確実に30回噛むために、ひと口ごとにこのルーティン

食べものをよく噛まないのも太っている人の特徴です。早くたくさん食べるためには、ゆっくり噛んでいるヒマはないからかもしれません。

でも、きっと子供のころは「一口食べたら30回噛みなさい」と言われたことがあるでしょう。消化吸収のためにもよく噛むことが大事とわかっていても、なかなか実践するのは難しいようです。

そこで私のクリニックでは「一口ごとに箸《はし》を置く」という指導をしています。一口食べたら、箸置きや、食器の端でもいいから箸を必ず1回置きます。この行動で、意識しなくてもゆっくり、よく噛んで食べる習慣が定着します。

箸を置く習慣だけで体重が4～5kg落ちる人もザラにいます。ぜひ試してください。

3

「よく食べるのはいいこと」という思い込み!

盲点! 1人前のイメージがズレていませんか?

いつもご飯はお代わりをするか大盛、麺類にご飯をつけたり、人一倍食べたあとにデザートは特大のパンケーキ……。

そんなあなたが、もし一緒に食事をしている人に「よく食べるね」と言われたら、それは誉め言葉ではありません。

「嫌味になるから言うまい」と思っていても、我慢できずについ出てしまった相手の「食べすぎでしょ」という本音なのです。

レストランや定食屋さんなどの一人前が少ないと感じていたら、食べすぎの習慣が定着している可能性があります。やせたければ、まずは出された一人前の食事をゆっくり時間をかけて、よく嚙んで食べること。それが本来の一人前の食事の量であると理解していきましょう。

F

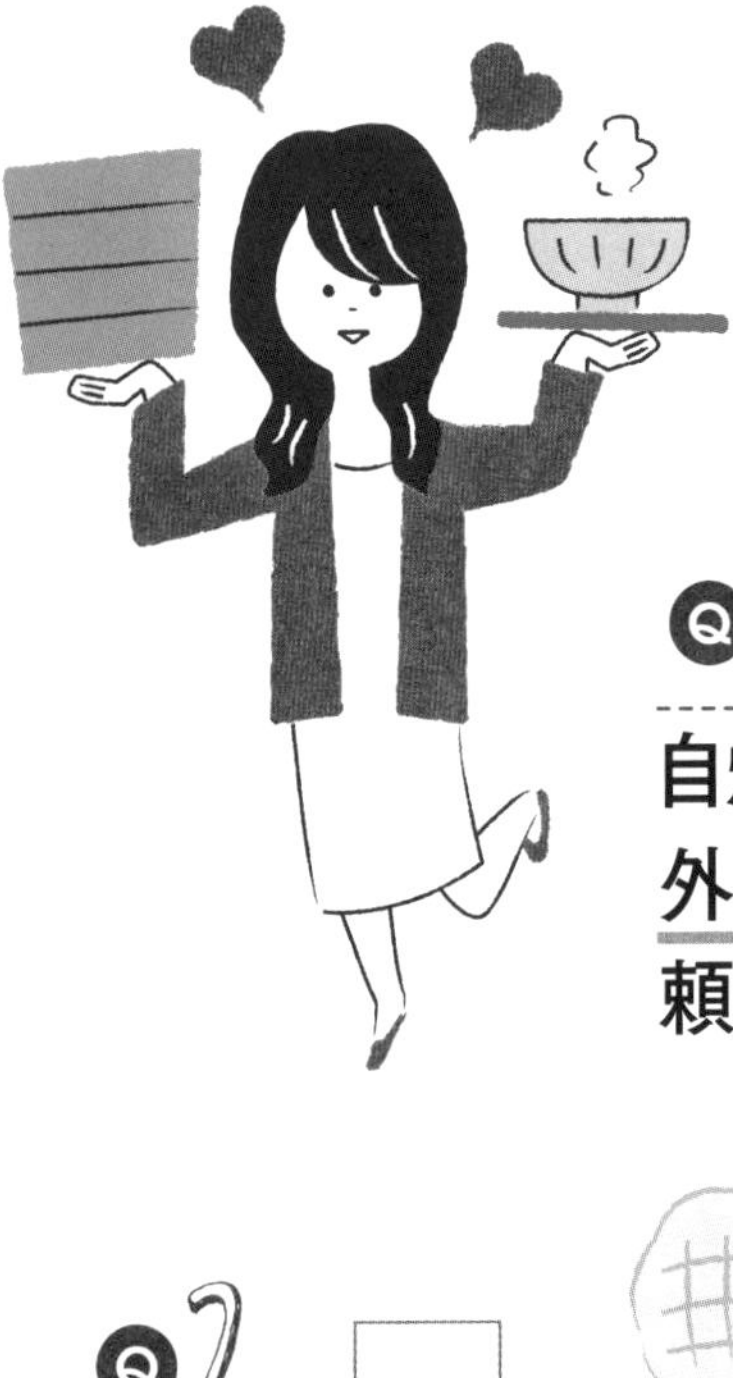

Q1 　　点

自炊よりも
外食や出前を
頼むことが多い

Q2 　　点

菓子パンを
よく食べる

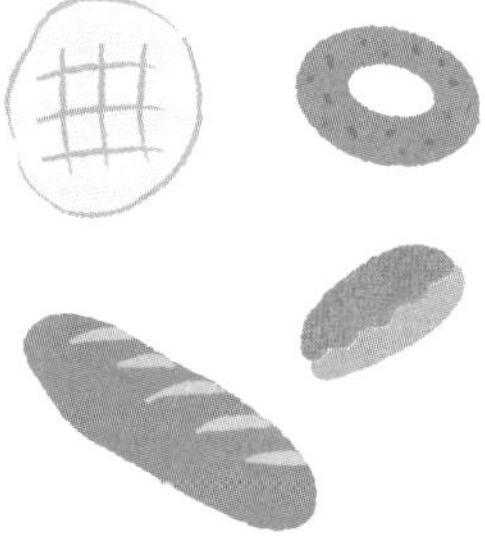

Q 3 　□点

パスタ、うどんなど麺類が好き

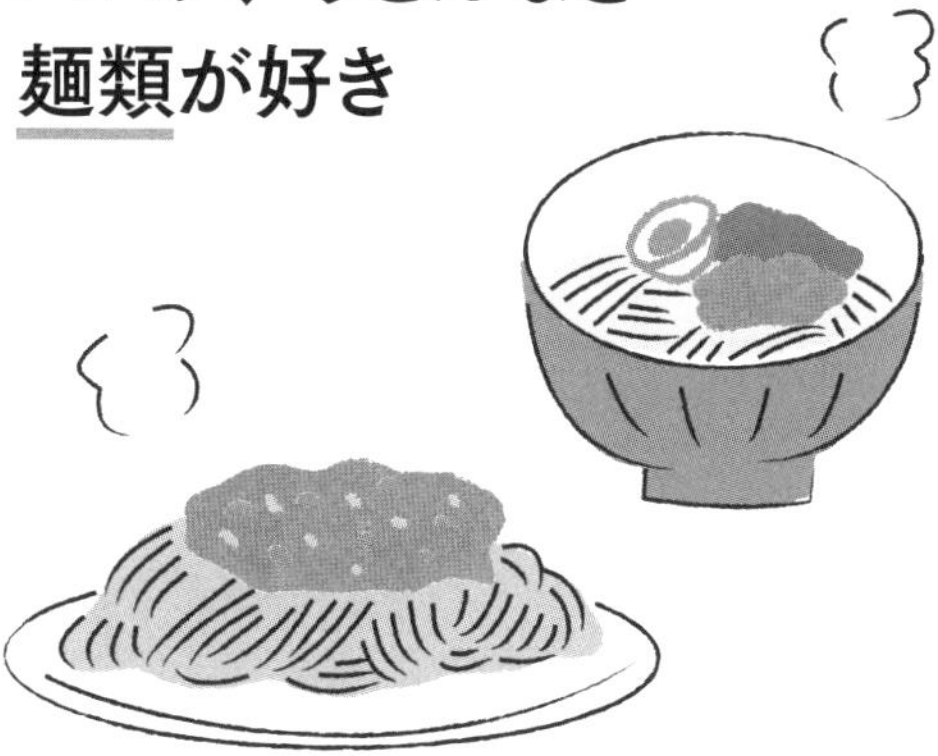

あなたの点数は？

そうだ	4点
どちらかと言えばそうだ	3点
たまにそう思う（する）	2点
そんなことはない	1点

合計 □点

10点以上なら次のページを要チェック

F

太りやすい食べ物が大好き！

糖質・脂質過剰で太っているタイプ

食行動チェックでFが最も多かった人は、日ごろから手料理を食べることが少なく、外食や菓子パン、ファーストフード、麺類を多く食べているため、糖質や脂質の摂取が過剰ぎみです。

これらの食品は手軽で価格もさほど高くないため、つい手が伸びてしまいがちですが、糖と脂肪には依存性があります。自炊することが少なければ野菜などが不足し、太るだけでなく生活習慣病も心配です。

とはいえ、最近流行した、まったく糖質をとらない厳しい糖質制限ダイエットは、私はお勧めしません。糖質も大切な栄養素ですら、消費しやすい朝に少量とるようにしましょう。

要は、糖質と脂質は食べすぎの衝動をコントロールすればいいのです。

1 簡単に食べられるものほど、糖と脂肪が高め

——外食や出前ですませる残念な習慣！

仕事が忙しく、料理をする時間がないときは外食が多くなり、出かけるヒマもなければケータリングや出前を頼んでしまう人もいるでしょう。

料理があまり得意でない人や、特に一人暮らしの人は、「簡単にお腹を満たすことさえできればよい」と考えてしまいがちです。

しかし、ファミリーレストランをはじめ、洋食系のお店は、ハンバーグやパスタなど、糖質と脂質が多くカロリーも高いメニューが主流です。ハンバーガーなどのファーストフードも脂肪分が多く、依存性も高い。

また、出前もピザや丼物など、糖質の多い単品に偏りがちで、太る原因になります。単品を避けて定食やセットメニューにして種類を多く食べることで「自然やせ」に近づきます。

2

---菓子パンをよく食べるという残念な習慣！

菓子パンは、パンではなく「巨大なスイーツ」

甘党の人の中には、菓子パンを食事代わりに食べている人がいます。菓子パンはほとんどが糖質であり、巨大なお菓子です！　だから、栄養的に問題がありますからそれでやせられるわけがありません。

といっても、ダイエット中に、甘いものはいっさい食べちゃダメということではありません。

ダイエットに成功して、体重が落ち着き、自分で食欲をコントロールできるようになれば、何を食べてもかまわないのです。

誘惑に負けて食べてしまい、自己嫌悪に陥って太ることを繰り返していた状態から、スッキリボディーで胸を張って堂々と味わえる状態へ。

どちらがおいしいかは、想像できますよね。

3

これなら太らないという残念な思い込み！

あっさり味でも、麺類はほとんどが糖質

そばやうどん、パスタなどの麺類が大好きでよく食べるという人は、野菜やたんぱく質が不足しがち。

さらに麺類はのどごしがいいため早食いになりやすく、消化吸収も早いので、特に脂肪を蓄えやすいメニューの一つです。

最近はインスタント食品や冷凍食品が進化し、家庭でも手軽に本格的な麺料理が食べられるようになりました。

しかし、その手軽さが落とし穴なのです。麺類は、その中身のほとんどが「糖質」。だから糖質がオーバーになってしまいます。

味付けがあっさりしているメニューでも食べすぎると、瞬く間に太ってしまいます。

G

Q1 □点

朝食を抜くことが多い

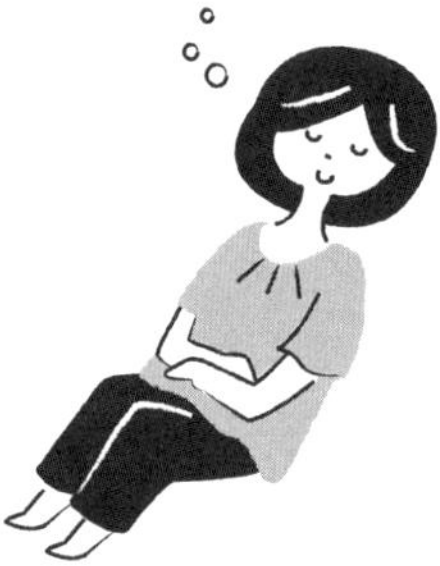

Q2 □点

夕食をとる時間が遅い

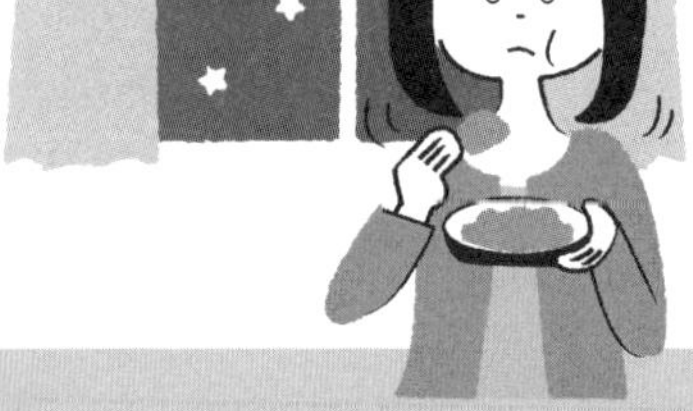

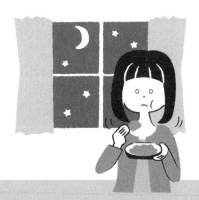

Q3 　□点

1日の食事のうち夕食の量が最も多い

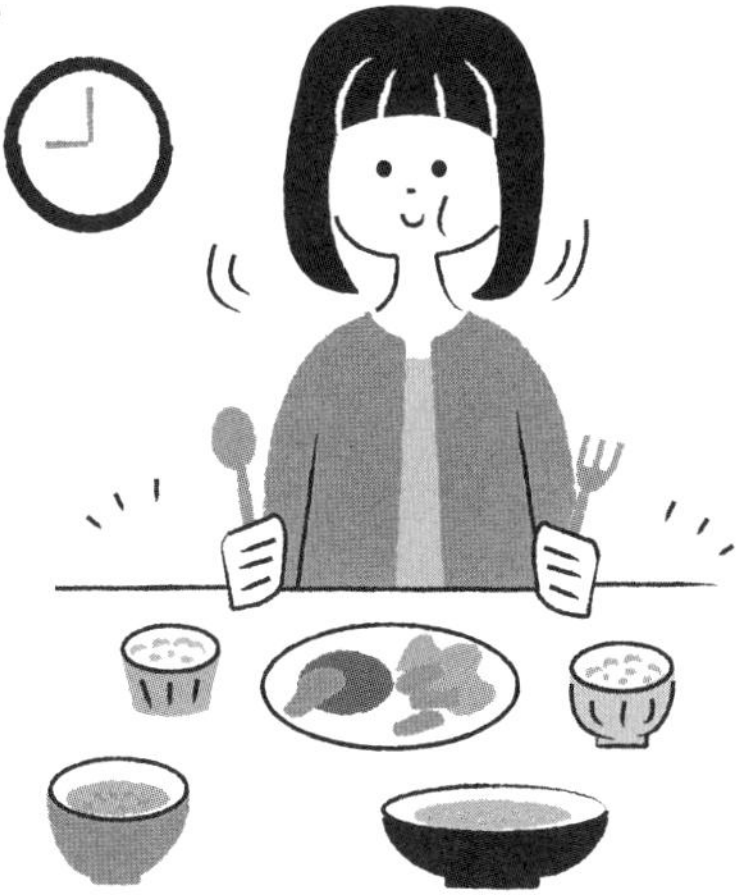

あなたの点数は?

そうだ	4点
どちらかと言えばそうだ	3点
たまにそう思う(する)	2点
そんなことはない	1点

合計 □点

10点以上なら次のページを要チェック

診断結果

G

食生活が不規則なのが

生活習慣の乱れで太っているタイプ

食行動チェックでGが最も多かった人のやせない原因は、生活習慣にあります。食べる時間が不規則だったり、夕食をとる時間が遅いと、体内に消費されない糖質が残り、脂肪が合成されることになります。

残業が多い人や、シフト勤務の人などは、夕食や寝る前の食事は、少なめに済ませることが「自然やせ」のポイントです。

そのため、起床後の最初の食事を時間をかけてたっぷり食べ、2食目をやや少なくし、3食目を一番少なくして、だんだん量を減らしていきましょう。

また、生活のリズムが狂うと心と体はストレスを感じて、過食に走ってしまいがち。少しでも早く起きて太陽の光をしっかり浴びることで、「幸せホルモン」のセロトニンが出やすくなり、やせやすくなります。

1 ---朝食を抜くという残念な習慣！

朝食を食べないと太ります

朝ギリギリに起きるから時間がない、前日に夜遅くまで食べていたから食欲がない、またはダイエットのためなど、朝食を食べない人の理由は人それぞれです。でも、習慣化してしまうと肥満に直結してしまいます。

朝食を食べないと空腹の時間が長くなり、その反動で昼食をたくさん食べてしまったり。また1食抜いているという油断から、間食や夕食の量が増えてしまいがちです。

さらに朝に体が目覚めないことから基礎代謝が落ちて、やせにくくなってしまうのも問題です。

朝食をしっかりとり、3食バランスよく食べるリズムを作ることが、やせる近道です。

2 夕食の時間が遅い人はどうしたらいい!?

ダイエットで夜遅くに食べるのは厳禁です。残業などでどうしても食事が遅くなるなら、2回に分けて食べるようにしましょう。

夕方の休憩時間におにぎりやサンドイッチなど、簡単で腹持ちのいいものを食べておき、帰宅後におかずやサラダを軽く食べるようにします。

また、夜勤のある仕事の場合は、ストレスから夜勤明けにいっきにドカ食いしてしまうという話をよく聞きます。睡眠不足で疲れている脳が過食に走らせているのですね。

こうした場合は1日3食にこだわらず、5~6食ぐらいに分けて食べるようにし、寝る前にたくさん食べる習慣をやめましょう。その分ゆっくり眠るようにしましょう。

3

---夕食の量が一番多い人はどうしたらいい!?

夜は脂肪蓄積のゴールデンタイム

遅い時間に夕食をとると、昼食からの時間が空くため、結果的に早食いや食べすぎにつながってしまいがちです。

また、私たちの体に備わっている「体内時計」は、夜の遅い時間は副交感神経が優位となり、胃や肝臓などの消化器官も休息する時間に入ります。そのため、夜にたくさん食べると内臓に負担がかかり、なかなか消化されず体にたまったままになるので、吸収されやすく太りやすくなります。

食べすぎを防ぐには、目の前から食べ物を消してしまうこと。人は食べ物があるとつい手を出してしまいますから、迷ったらそれ以上食べないようにし、残り物はすぐ片づけましょう。

食行動チェックシートで「気づき」のビッグチャンスを得て！

A〜Gまでの7つの項目をチェックして、10点以上になった項目はいくつありましたか？　一つだけだった人もいれば、複数の項目が該当した人もいることでしょう。10点以下でも、8点、9点と点数が高ければ、その問題行動の傾向があることを意味しています。

しかし、たくさんの項目が当てはまったからといって、落ち込む必要はまったくなし。食行動チェックシートの目的は、自己嫌悪するためではありません。太ってしまった自分の食行動の認識や問題を、正確に把握し修正するためのものなのです。いわば、「気づき」のためのツールです。

運動不足でクヨクヨしていたり、いつも食べ物を買いすぎる、あるいは朝食を食べる習慣がないなど、無意識に取ってしまっていた行動が、実は太ってしまう原因の一つだったのです。

それを知るだけで、今までの自分とは違ってきます。あとは、正しい認識のもとで、自ら正しい行動にスイッチしていくためのルールを作って、やせる食行動へと生活を改善していけばよいだけです。

一歩ずつ「～ができた！」というポジティブな気持ちで、楽しくゆるくやせましょう。

ダイエットには心と体のバランスが大切

大事な試験や商談の前に、食欲がなくなった経験は誰にでもあるかと思います。これは適度なストレスによって交感神経が刺激され、一時的に食欲が抑えられたから。

体の働きをコントロールする自律神経には、活動時に優位になる交感神経と休息時に優位になる副交感神経があり、互いに影響しあい、心と体のバランスを保っています。

ストレスも適度であれば交感神経の働きを高め、食欲を抑えて新陳代謝を活発にするので、ダイエットには有効です。

しかし、慢性的かつ過剰なストレスにさらされると、コルチゾールと呼ばれるストレスホルモンが過剰に分泌され、食欲抑制ホルモンであるレプチンを減少させてしまいます。

レプチンは「やせホルモン」とも言われ、脂肪が増えてくると脳の満腹中枢に働きかけて食欲を減退させます。

さらに交感神経の活動を盛んにして、肝臓や筋肉での脂肪燃焼を促し、太りすぎを防止する効果もあります。

ダイエットのために極端な食事制限をすると、慢性的なストレスとなってコルチゾールが分泌されやすく、レプチンが働かないために、かえって太りやすくなります。がんばっているのに逆効果、つらいものです。

無理なくやせるためには、自律神経を整えて、ストレスを抱え込まないことが、大切なのです。

ストレスなく大成功する3つの秘訣

「1カ月で10kgやせた！」など、短期間で結果を出す過激なダイエット法の広告をよく目にします。しかし、やせたいからといって急に厳しい食事制限をすると、過度なストレスかかかり、メンタルが乱れるうえに、基礎代謝が減少してやせにくく、かつリバウンドもしやすくなり逆効果です。

さらに、急激にやせることで、冷え性、便秘、抜け毛、免疫機能の低下、肌荒れ、生理不順などを引き起こします。やせても体調や見た目が悪くなったのでは、ダイエットの意味がありませんね。

工藤式「漢方でスーッと自然やせ」メンタル3カ条

1 ストレスをためない

2 いつでもポジティブに

3 自分に自信を持って

「漢方でスーッと自然やせ」では、「1週間で100g、5カ月で2kgくらいの体重減」を目標にしています。

しかし、不思議なことに、実際にはもっとずっとハイペースでやせていくことがほとんどです。ゆるい目標設定なので、ストレスがかからないからでしょう。

ダイエットを成功させるには、メンタルの管理がとても大切です。それは「ストレスをためない」「つねにポジティブでいる」「自信を失わない」の3点です。

人間ですから、ダイエット中でも思わず食べすぎてしまうことはあるもの。そんなときでも自己嫌悪にならず、「明日からまたがんばろう」と気持ちを切り替え、リカバリーできるように、目標には時間的な余裕を持たせましょう。

漢方をプラスすることで最強のメソッドが生まれた!

「漢方でスーッと自然やせ」が効果的な理由は、太ってしまった原因を自分で見つけ、みずから行動を修正していくこと。

そして、その食行動の改善のために、ベースとなる心と体を漢方で整えていくことにあります。

漢方は、健康を心身の両面から改善する日本独自のもので、中国の伝統的な中医学から進化したものです。

東洋医学では、病気になる前の不調を「未病《みびょう》」と呼び、タイプ別に体質を改善し、症状を和らげるなどの治療を行ないます。

私は、これまで糖尿病の専門医として多くの患者さんと接し、病気を予防する大切さを実感してきました。

しかし、やせたくてもやせられない人は実に多く、なんとか解決したいと思っていたときに漢方に出合いました。

そうして食行動療法に漢方をプラスすることで、ついに最強と言える独自のダイエット法を考案することができたのです。

「漢方でスーッと自然やせ」は、草花の生育に喩えるなら、漢方によって土質などの土壌（心と体）を整え、適切なタイミングと量の水や施肥（正しい食行動）をとっていくイメージです。

この二つの手法が合わさることで、ダイエット成功という花が必ず美しく開きます。

4章

さらに確実にやせる！

天然感覚をとり戻せる 6つのポジティブ・ルール

私のクリニックでは患者さんに、毎日体重を量ってグラフにつけ、6つの項目ができているかチェックをしてもらいます。このポジティブ・ルールが定着していけば、必ずやせていきます。

ゲーム感覚で楽しいから続く、ダイエット効果

ダイエット成功のために大切なことは、明るく楽しみながら行なうことです。好きなものを禁止したり、極端に食べる量を減らすなど、厳しい食事制限をするとネガティブな気持ちに支配されて、結局リタイアするハメに。

「漢方でスーッと自然やせ」のメソッドには、禁止事項の設定はありません。その代わりに、取り入れてほしい6つのポジティブ・ルールがあります。

私のクリニックでは患者さんに、毎日体重を量ってグラフにつけ、6つの項目ができているかチェックをしてもらいます。

このポジティブ・ルールが定着していけば、必ずやせていきます。

ポジティブ・ルールは、だれもが簡単に行なうことができますが、意識していないとつい忘れてしまいがちなことです。

どれからTRYする？

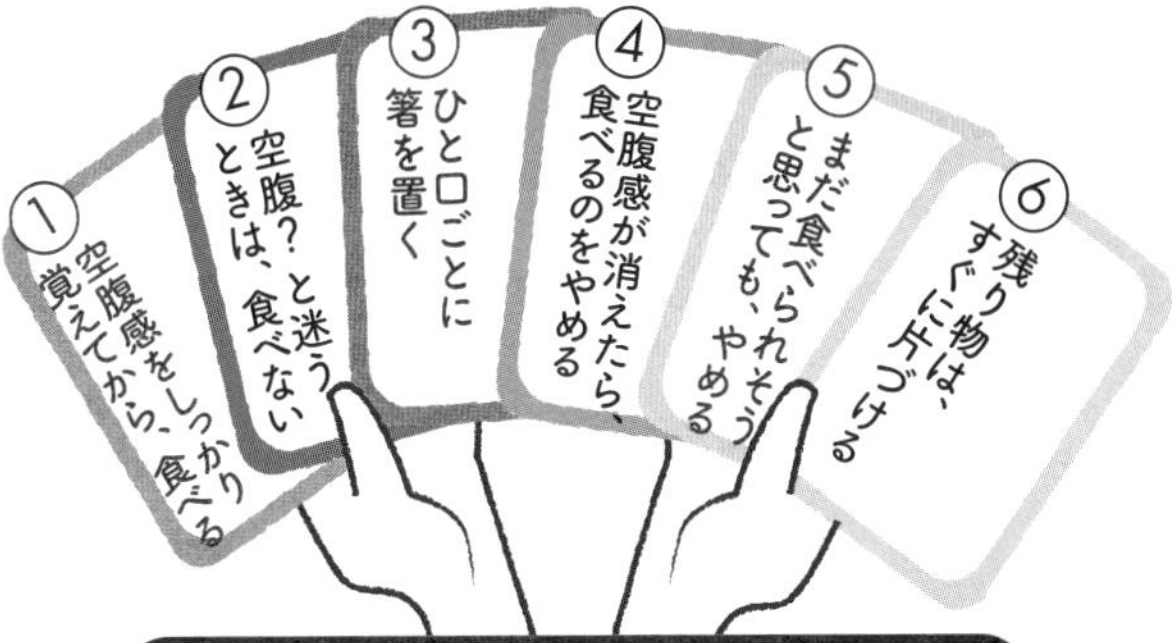
①空腹感をしっかり覚えてから、食べる
②空腹？と迷うときは、食べない
③ひと口ごとに箸を置く
④空腹感が消えたら、食べるのをやめる
⑤まだ食べられそうと思っても、やめる
⑥残り物は、すぐに片づける

6つのポジティブ・ルール

しかし、定着してくると、いつのまにか食べすぎやよくない食習慣が改善され、ダイエットの効果を実感できます。

ポジティブ・ルールが実行できるようになると、皆さん「楽しい」「やめたくない」「ずっと続けたい」とおっしゃいます。

それは、やせることはもちろんですが、体調がよくなり、自然に食行動がコントロールできるようになって、前向きな気持ちが持続するからでしょう。楽しいから続くのです。

〈グラフ化体重日記〉

「起床直後」「朝食直後」「夕食直後」「就寝直前」の1日4回、
体重を量ってグラフにしていきましょう。
体重の増減をグラフにすることで、自分自身を見つめ直すことができます。

1日4回量る理由

・「起床直後」の体重は、あなた
・「朝食直後」に量ることで朝食
・「就寝直前」に量ると、夕食後
・ダイエット期間中の1食の目安

日付	月　日(　)	月　日(　)	月　日(　)	月　日(　)	月　日(　)	月　日(
体重 1メモリ:200g (　　　)kg (　　　)kg (　　　)kg (　　　)kg						
枠内は(◎·○·△·×)で記入してください	起床直後 朝食直後 夕食直後 就寝直前	起床直後 朝食直後 夕食直後 就寝直前	起床直後 朝食直後 夕食直後 就寝直前	起床直後 朝食直後 夕食直後 就寝直前	起床直後 朝食直後 夕食直後 就寝直前	起床直後
便のスッキリ度						
①空腹感が出たら食べる						
②迷うときは食べない						
③一口ごとに箸を手放す						
④空腹感が消えたら食べるのをやめる						
⑤迷うときはやめる						
⑥残りものはすぐ片付ける						
睡眠時間	時間	時間	時間	時間	時間	時
1日の行動で気づいた点						
明日の目標						

習慣になるまでは毎日、
できたかどうか
チェックするといい！

私たちもポジティブチェンジしました！

お腹がグーッと鳴ったら、食事時間の合図。空腹感を覚えてから食べるようにしたら、体重が減ったうえに、胃腸がすこぶる快調です。

Y・Mさん

イライラして、お酒や、コッテリとしたつまみなど、とにかくドカ食い。これが漢方を飲むようになったら、すっかりなくなりました。

M・Fさん

食べ物がないと落ち着かない……。これは食行動の異常と知り、家中の食品を一掃。食品の断捨離をしたら、体の肉もなくなりました。

N・Aさん

先生にすすめられて、鏡と向かい合いながら食事。がっつく姿は美しいとはほど遠いものでした。お蔭で、食べる量が減りました。

U・Kさん

運動もせず、漢方薬を飲むだけ。こんなぐうたらダイエットでも、大成功しました。気づいたら洋服サイズ、3サイズダウン！

M・Tさん

ポジティブ・ルール 1

空腹感をしっかり覚えてから食べる

食事は空腹になってからにしましょう。こう言うと「当たりまえ」と思う人もいるでしょう。しかし、太ってしまう人は、「空腹」の認識がズレていることがほとんどです。

空腹とは、胃が空っぽで、グーッと鳴るくらいの状態のこと。「満腹ではない」とか、「まだ食べられる」というのは、空腹ではないのです。少しでもお腹がすくと食べるクセがついていると、いつまでたってもやせられません。

また、「食事の時間だから」「忙しくて食事の時間がなくなるから」と、空腹ではないのに食べることも太る原因。ほかにも、「残すのはもったいないから」「いただき物だから」など、理由を見つけては食べていませんか？「空腹でなければ食べない」と心に決めましょう。

お腹のベルが食事の合図

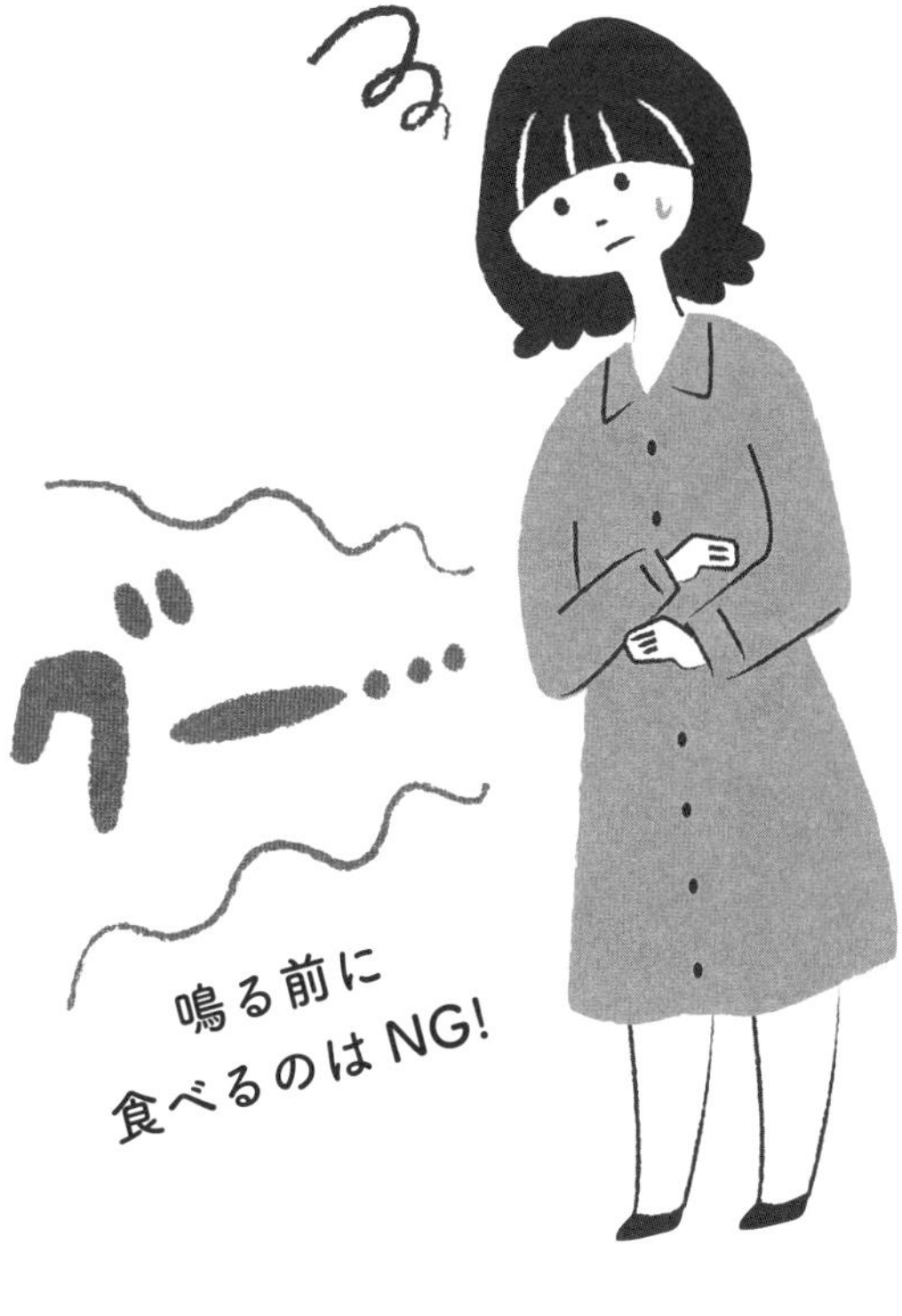

ポジティブ・ルール ②

空腹？と迷ったら食べない

「なんとなくお腹がすいたなぁ」とか、「そろそろ空腹感が出てきたかも」と感じるとき、そして口さみしかったり、「小腹が減った」なんて感じたりするとき――。

6つのポジティブ・ルールでは、こうした状態で食べることはしません。強い空腹感があって、「あー、お腹がすいたぁ！」と思うまで待つのです。うっかり、待たずに食べてしまった場合でも、気持ちをポジティブにして自分を責めず、「私には伸びしろがある」と思ってください。ダイエットの大敵は自己嫌悪です。

6つのポジティブ・ルールは、すぐには無理でも、明るい気持ちで自分を信じていれば、必ずできるようになる食習慣です。

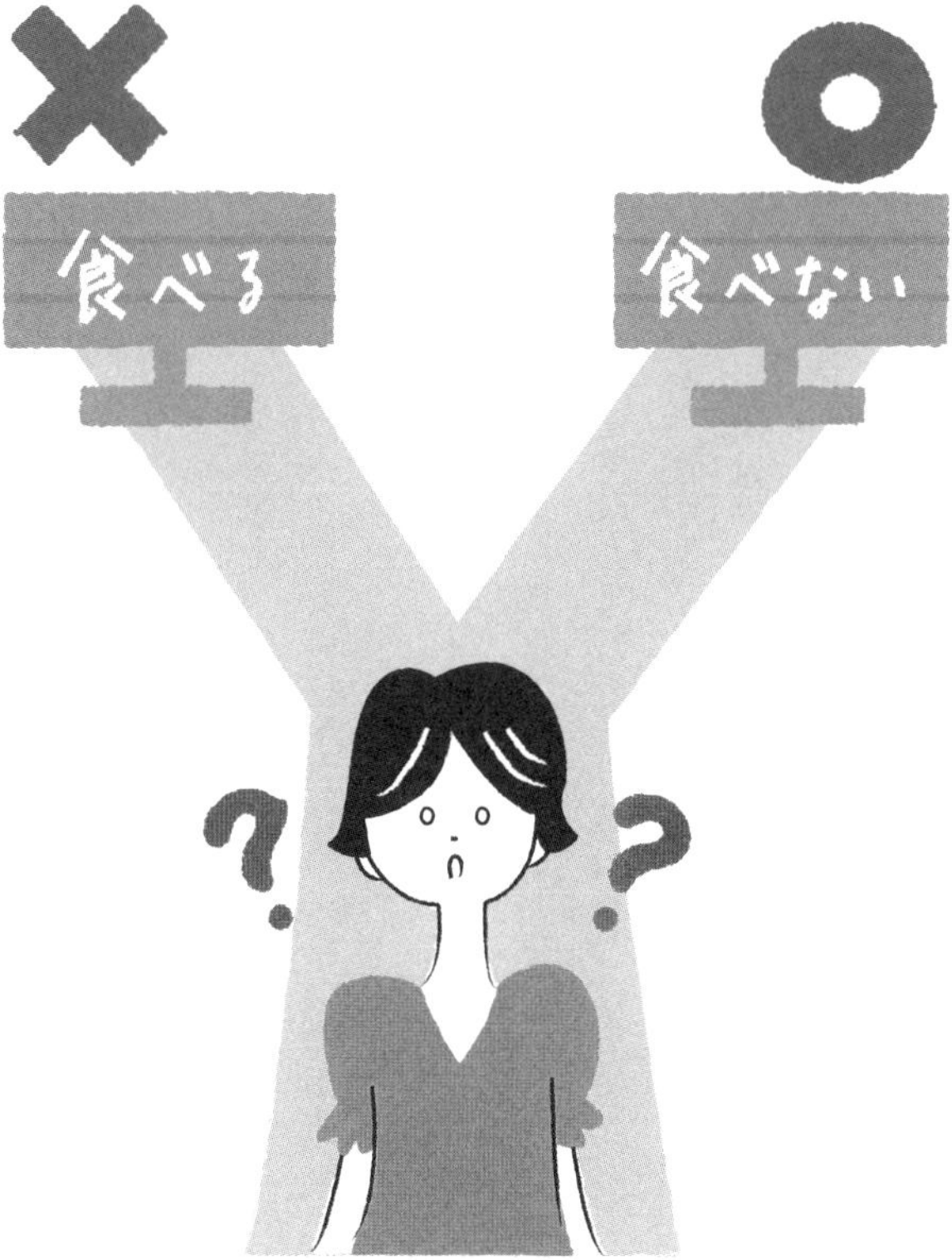

迷ったら、
選ぶのはNO!

ポジティブ・ルール 3

ひと口ごとに箸を置く

「ひと口食べたら30回噛みましょう」というフレーズを聞いたことがあるかと思います。よく噛んで食べることは、早食いや大食いを防止し、ダイエットにもとても効果的です。

しかし、実際に毎回30回噛みながら食べるのは至難の業。そこで、ひと口ごとに箸を置いて飲み込んでからまた箸を持つことを繰り返すようにします。咀《そ》嚼《しゃく》している間は、背筋を伸ばしてじっくり味わうこともポイント。

箸を置けば食への衝動性が抑えられるので、食べる量が大幅に減って4～5kgやせる人もいます。また、それまでのガツガツ食いから上品な食べ方に変わるので、周囲への印象もアップすることでしょう。

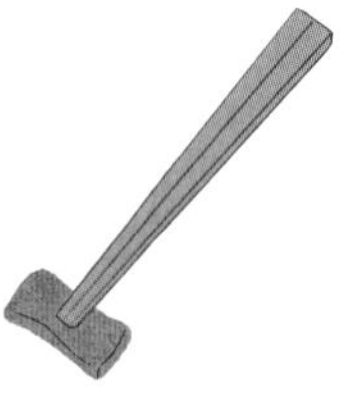

箸置きを活用
すると効果的

ポジティブ・ルール 4

空腹感が消えたら、食べるのをやめる

食事を始めてある程度お腹がいっぱいになっても、「まだ食べられる」と胃袋のすきまに食べものを詰め込んでいませんか？　しっかり空腹を感じてから食事を始めても、満腹になるまで食べてしまえば残念ながら太ってしまいます。

やせるためのポイントは、お腹いっぱい食べるのではなく、「お腹がすいていない状態」になったら、食べるのをやめること。

また、太っている人は、脳の満腹中枢が刺激される前にずいぶんと食べすぎてしまい、その状態を満腹と勘違いしている人がほとんどです。さらに腹八分目の状態でも、お腹がすいた状態と思い込んでいる傾向にあります。

食事のゴールイメージを、満腹ではなく、空腹感が消えることに書き替えましょう。慣れてくると当たり前になるので、ぜひ習慣化してください。

ポジティブ・ルール 5

まだ食べられると思っても、やめる

ダラダラ食べることがクセになっている人の中には、空腹感がわかなくなってしまっている場合があります。そのため、ポジティブ・ルール④の「空腹感が消えたら食べるのをやめる」と言われても、どの時点で空腹感が消えたのかわからず、結果として満腹になるまで食べ続けてしまいます。

これを防止するために、「食事中に空腹感が消えたならば、まだ食べられると思ってもやめる」ことをルールにしています。たとえ、あと一口だけしか残っていなかったとしても、潔くあきらめます。

そんなちょっとした節制ができる日が増えていくことで、美ボディーがつくられていきます。

そのひと口がデブの素

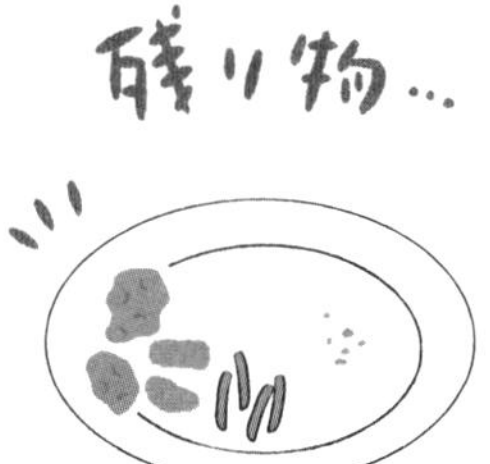

ポジティブ・ルール 6

残り物は、すぐに片づける

食べている人に気づかれないようにスープ皿の底に穴を開け、そこからこっそりスープを足していくという実験をしました。すると、その人は気づかずに、いつまでもスープを飲み続けたのだとか。人は目の前に食べものがあると、いつまでも食べ続けてしまう習性があるそうです。

残り物をいつまでも食卓に置いたままにしておくと、また食べ始めてしまうのでやせるためには、食事が終わったらさっさと片づけることが肝心です。

また、食事以外のときはなるべく視界から食べ物を消しましょう。家にストックする食べ物の量も極力減らし、すぐ手が届くところにあるお菓子箱などは、見えないところに移動させましょう。

食卓から
パッと消す

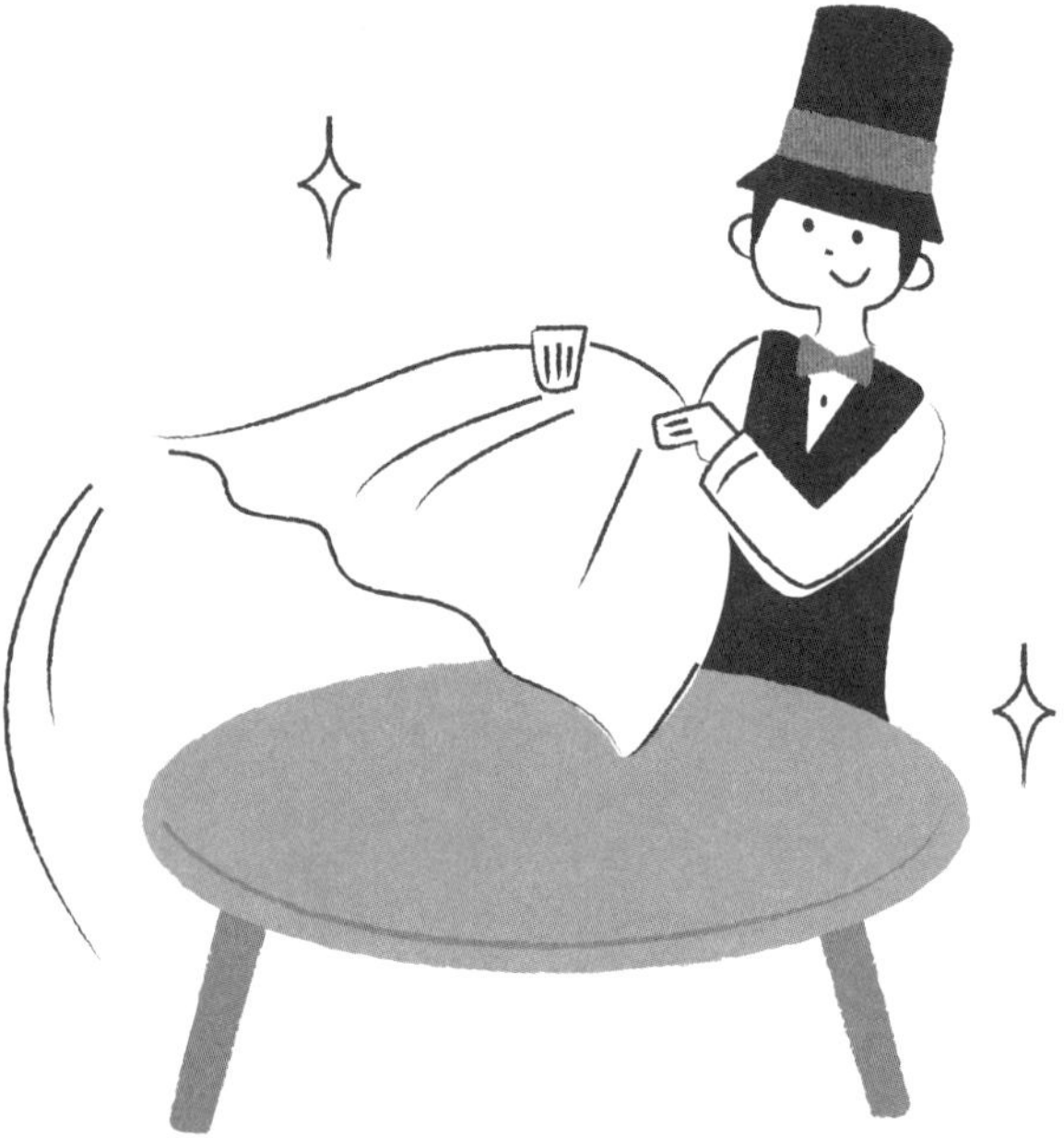

5章

楽しい幸福寿命をお約束！
「自然やせ」で100歳までハツラツ

「自然やせ」に成功したときの最大のご褒美は、
リバウンドなしの健康&若さ復活です。
その成果は幸せ＋長生きの〝幸福寿命〟につながります。

「自然やせ」メリット

やせても漢方薬の継続服用で絶好調！

食行動の改善と自分の体質タイプに合った漢方薬で、目標体重に達したのならば、もう漢方を飲む必要はありません。

そこでダイエットに見事成功した患者さんには、

「これで治療の目標はクリアしました。もう漢方薬の処方はしませんね」

と伝えます。でも、ほとんどの方が、

「飲みはじめてから、体調がすごくいいんです」

「漢方薬効果で毎日、心がおだやかなんです。続けてはだめですか？」

などと、継続を希望されます。

漢方は自然界にある植物や動物、鉱物などが原材料ですから、害になる要素は一つもありません。むしろ生薬や、食材としても体によいものが集まっています。

たとえば生姜《しょうが》やシナモン、山椒《さんしょう》、なつめ、みかんの皮など。

そこで体調維持のために継続して服用を希望する患者さんには、そのまま処方を続けます。

もともと「漢方でスーッと自然やせ」はリバウンドがほとんどないことが、多くの成功例からわかっています。

加えてダイエット効果をもたらした漢方薬を飲み続ければ、より太りにくい体になり、やがては太らない体質になっていきます。もちろん食行動を乱さないことは、絶対ですが……。

やせて心身ともに若返り、まわりから「きれいになったね」と褒《ほ》められると、ますます輝きは増していきます。これは褒められることで、幸せのホルモンの「セロトニン」「オキシトシン」が豊富に出るからです。

100年を生きることが、あたり前の時代。長く〝きれい！〟を継続して、幸福長寿を手に入れましょう！

「自然やせ」メリット

若さ、復活します！　見た目マイナス20歳も！

「漢方で勝手にキレイに自然やせ」でやせた患者さんは、会うたびにみなさんどんどん若返っていきます。性格も明るく前向きになり、担当医の私も驚くくらいアクティブになります。これは年齢に関係なく見られる変化であり、患者さんを通して、「人生も、人間もリセットできるんだ！」と実感しています。

若返りの秘密は、「漢方で勝手にキレイに自然やせ」の基本となる、食行動と漢方がうまく作用して体とメンタルの両方が、バランスよく改善されたからです。

大変な食事制限もなければ、運動もなし。少々のリバウンドがあっても、まだ次がある！　と思えばＯＫ！「自然やせ」の〝自然〟は、自然にいくという意味もあります。無理しなくていいからこそ楽しく、いつの間にかダイエットに成功しているのです。

若さ、復活しました！

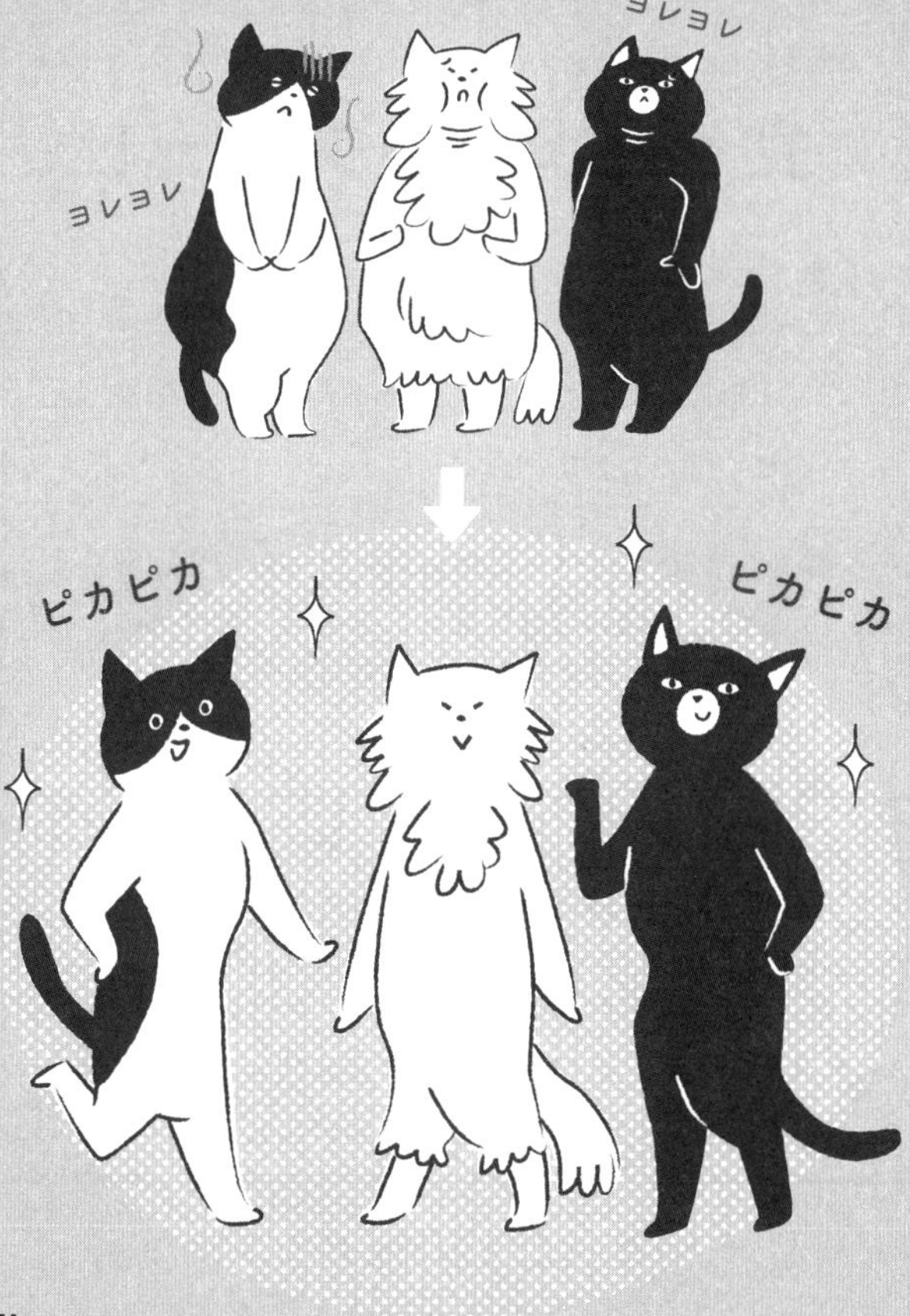

自然やせ」のまとめ

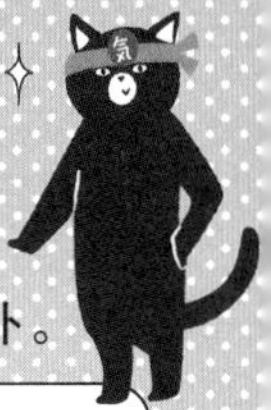

食行動と漢方薬それぞれの基本となるポイント。

食行動のアップデート

◉ 家に余分な食品を置かないようにし、必要なものを必要量だけ、その都度買うこと。新鮮な食品を食べるようにすれば摂取できる栄養価も高くなります。

◉ 朝食は必ず食べ、昼食は活動に合わせて量を調整、夕食は糖質を控えて少なめに。朝昼は多めのたんぱく質と適量の糖質をとります。

◉ お腹がすいたな、と感じてから、食事をスタート。間食をしなければ自然と毎日同じくらいの時間に空腹感を覚えるものです。

◉ 食べすぎても落ち込まずに、次の日に調整すればＯＫ。ポジティブで楽しい気分でいることが、ダイエット成功のポイントです。

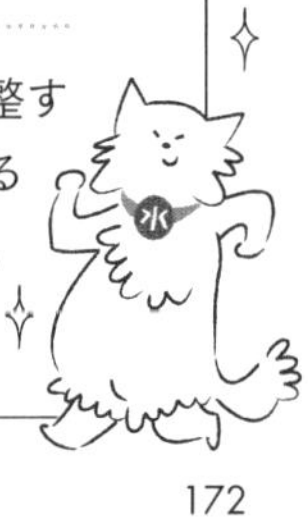

「漢方で勝手にキレイに

漢方薬の飲み方

◉ 体質に合った漢方薬を医師に効いて、調剤薬局やドラッグストアで処方してもらい、まずは２週間飲んで様子をみましょう。

◉ 漢方薬には本来は煎じて飲む「湯《とう》」、丸めて固めた「丸《がん》」、顆粒や粉末の「散《さん》」があります。服用しやすいものを選びましょう。

◉ 漢方薬は西洋薬と違い、原因を抑えて速攻で効果を出すものではありません。原因を改善し、ゆるやかに体調を整えていくものです。

◉ 漢方薬は自然界にある生薬の集合ですが、体質に合わない場合は、すぐに飲むのをやめてください。

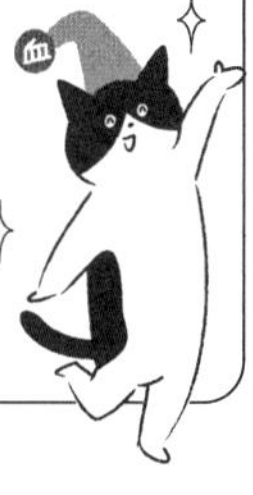

まだある！

悩み別、お助け漢方薬

「気《き》・血《けつ》・水《すい》」の3つのタイプそれぞれに合う『大柴胡湯《だいさいことう》』、『防風通聖散《ぼうふうつうしょうさん》』、『防已黄耆湯《ぼういおうぎとう》』が、「漢方で勝手にキレイに自然やせ」の基本です。

しかし季節、気温や湿度、生活や仕事の環境などで、不調が出ることもあるでしょう。

その場合は、体質改善、体調や代謝アップ、肥満解消などに効果を発揮する次のような漢方薬を、状態に合わせて処方します。

抑《よく》肝《かん》散《さん》加《か》陳《ちん》皮《ぴ》半《はん》夏《げ》

成分

当帰《とうき》、川芎《せんきゅう》、陳皮《ちんぴ》、釣藤鈎《ちょうとうこう》、白朮《はくじゅつ》、茯苓《ぶくりょう》、半夏《はんげ》、柴胡《さいこ》、甘草《かんぞう》

期待効果

不眠症、不安神経症、イライラ、抑うつ、月経前症候群、滋養強壮、認知症など

処方解説

比較的体力がない人の、神経過敏で興奮しやすく、怒りやすい、イライラ、眠れないなどの精神神経症状に効果的がある。自律神経系の調節をしながら「血」を補い、「気」「血」をめぐらせる。ストレスによる体への影響を除き、自律神経を安定させる。

こんなタイプに!
- 気虚
- 血虚

人《にん》参《じん》養《よう》栄《えい》湯《とう》

成分

人参《にんじん》、当帰《とうき》、地黄《じおう》、白朮《びゃくじゅつ》、茯苓《ぶくりょう》、芍薬《しゃくやく》、陳皮《ちんぴ》、遠志《おんじ》、黄耆《おうぎ》、桂皮《けいひ》、五味子《ごみし》、甘草《かんぞう》

期待効果

抑うつ(意欲低下)、倦怠感、貧血、冷え性、下痢、不眠など

処方解説

体力がなく、慢性疾患などで疲労衰弱している場合に用いる。消化器の働きを高め、栄養をすみずみまで運ぶ「気・血」の両方の体質を補う。「気・血」の不足が招く、精神不安、不眠、体力低下、認知症、肥満など、さまざまな症状を改善する。

こんなタイプに!
- 気虚
- 血虚

加味《かみ》逍遥散《しょうようさん》

成分

当帰《とうき》、芍薬《しゃくやく》、白朮《びゃくじゅつ》、茯苓《ぶくりょう》、柴胡《さいこ》、牡丹皮《ぼたんぴ》、山梔子《さんしし》、甘草《かんぞう》、薄荷《はっか》、生姜《しょうきょう》

期待効果

のぼせ、肩がこり、疲労回復、イライラ、神経症、便秘、冷え症、不眠症、女性ホルモンによる不調など

処方解説

「気」を体の下方に降ろして全身にめぐらせ、頭にたまった熱を冷やす。さらに不足している「血」を補うことで、体のバランスを正常にする。とくに交感神経の興奮によるイライラ、不眠症などのある中高年女性の神経症状によく用いる。

こんなタイプに!
- 気逆
- 瘀血
- 血虚
- 水毒

黄連《おうれん》解毒湯《げどくとう》

成分

黄芩《おうごん》、山梔子《さんしし》、黄連《おうれん》、黄柏《おうばく》

期待効果

不眠症、神経症、焦燥感、認知症、胃炎、女性ホルモンによる不調、皮膚炎、湿疹など

処方解説

体力がなくて、慢性疾患などがある気逆タイプに用いる。体を冷やして熱を取り、炎症を静めることで、イライラやのぼせをやわらげる。また熱が正常に排泄されないために起こる肌トラブルに、熱バランスを整えることで対処する。

こんなタイプに!
- 気逆

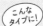

五《ご》苓《れい》散《さん》

成分

沢瀉《たくしゃ》、猪苓《ちょれい》、茯苓《びゃくじゅつ》、白朮《びゃくじゅつ》、桂皮《けいひ》

期待効果

頭痛、めまい、むくみ、感染性胃腸炎、二日酔い、暑気あたり、水様性下痢、急性胃腸炎など

処方解説

代謝を高めて、体内にある余分な「水」を体の外へ排出する。一時的に不要な「水」が体にたまっているときにも効果的。のどが渇いて尿量が少ないときのそれにともなうめまい、吐き気、腹痛、頭痛、むくみなどを改善する。

こんなタイプに! ●水毒

桂枝《けいし》茯苓丸《ぶくりょうがん》

成分

桂皮《けいひ》、茯苓《ぶくりょう》、牡丹皮《ぼたんぴ》、桃仁《とうにん》、芍薬《しゃくやく》

期待効果

月経不順、月経異常、月経痛、更年期障害など女性ホルモンによる不調、肩こり、めまい、頭重、しもやけ、皮膚炎など

処方解説

滞った「血」のめぐりをよくして下半身に熱を巡らせて、のぼせや足の冷えなどを感じる方の生理痛、月経不順、月経異常、下腹部痛、肩こり、頭重、めまい、のぼせによる足の冷えなどを改善する。

こんなタイプに! ●瘀血

十味《じゅうみ》敗毒湯《はいどくとう》

成分

柴胡《さいこ》、桔梗《ききょう》、川芎《せんきゅう》、茯苓《ぶくりょう》、桜皮《おうひ》、防風《ぼうふう》、独活《どくかつ》、甘草《かんぞう》、荊芥《けいがい》、生姜《しょうきょう》

期待効果

ニキビ、慢性じんましん、乳腺炎、アトピー性皮膚炎など

処方解説

患部がジュクジュクとしているときに、肌をふさいでいる余分な分泌物、たまっている「水」や熱を出して肌を正常にしていく。皮膚疾患で乾燥していて、浸出液は少なく、激しいかゆみがあり、化膿を繰り返す場合などにも用いる。

こんなタイプに!
- 水毒

柴胡加《さいこか》竜骨牡蛎湯《りゅうこつぼれいとう》

成分

柴胡《さいこ》、半夏《はんげ》、茯苓《ぶくりょう》、桂皮《けいひ》、黄芩《おうごん》、大棗《たいそう》、人参《にんじん》、竜骨《りゅうこつ》、牡蠣《ぼれい》、大黄《だいおう》、生姜《しょうきょう》

期待効果

抑うつ、不安神経症、咽喉頭異常感症、男性更年期、不眠、便秘など

処方解説

自律神経が乱れている「肝気《かんき》鬱結《うっけつ》」タイプに用いる代表的な方剤。「肝気」をめぐらせて体にこもった熱を冷ますとともに、心を落ち着かせる処方で、脳の興奮からくるイライラや不安、不眠を改善する。

こんなタイプに!
- 気逆
- 水毒

八味地《はちみじ》黄丸《おうがん》

成分

地黄《じおう》、山茱萸《さんしゅゆ》、山薬《さんやく》、沢瀉《たくしゃ》、茯苓《ぶくりょう》、牡丹皮《ぼたんぴ》、桂皮《けいひ》、附子《ぶし》

期待効果

疲労回復　冷え性
尿量が少ない、または多尿、頻尿、口渇、下肢痛、腰痛、かゆみ、むくみなど

処方解説

体を温め、体全体の機能低下を戻す。「気・血・水」を増やし、めぐらせる生薬と、体を温める生薬を合わせた処方。とくに頻尿や軽い尿もれ、残尿感、夜間尿などを改善し、腎＝膀胱、生殖器などの働きをよくする。新陳代謝機能を高める効果も。

こんなタイプに！　●気虚

当帰四逆加《とうきしぎゃくか》呉茱萸生姜湯《ごしゅゆしょうきょうとう》

成分

当帰《とうき》、桂皮《けいひ》、芍薬《しゃくやく》、木通《もくつう》、細辛《さいしん》、甘草《かんぞう》、呉茱萸《ごしゅゆ》、大棗《たいそう》、生姜《しょうきょう》

期待効果

冷え症、
冷えによる下肢や下腹部痛、しもやけ、頭痛、腰痛、下痢、月経痛など

処方解説

熱をつくるのを助けながら、手足など末梢を温める。冷えによる諸症状を改善。冷えから生じる頭痛、腰痛、下腹部痛などの痛みをやわらげる。寒さで血流が悪くなって起こるしもやけにも効果がある。

こんなタイプに！　●気虚　●血虚　●瘀血

補中《ほちゅう》益気湯《えっきとう》

成分

人参《にんじん》、当帰《とうき》、白朮《びゃくじゅつ》、黄耆《おうぎ》、大棗《たいそう》、柴胡《さいこ》、陳皮《ちんぴ》、甘草《かんぞう》、生姜《しょうきょう》、升麻《しょうま》

期待効果

うつ、滋養強壮、疲労回復、倦怠感、病後・術後の衰弱、食欲不振、ねあせ、風邪

処方解説

気虚タイプに用いる代表的な漢方薬。体力虚弱で元気がなく、疲れやすく倦怠感を感じる場合に、胃腸の働きを高めて食欲を増進して「気」を増やす。さらに「気」を上のほうにめぐらせて疲れをやわらげる。

こんなタイプに!

- 気虚

当帰《とうき》芍薬散《しゃくやくさん》

成分

当帰《とうき》、川芎《せんきゅう》、茯苓《ぶくりょう》、白朮《びゃくじゅつ》、沢瀉《たくしゃ》、芍薬《しゃくやく》

期待効果

更年期障害、月経困難症、貧血、冷え症、疲労回復、頭重、めまい、肩こり、耳鳴り、頭重、肩こり、腰痛、むくみ

処方解説

全身に大切な栄養を与え、血行をよくすると同時に、水分代謝を整えて余分な水分をとり除いて、冷え症や生理不順を改善。疲れやすく冷え症で貧血などの症状があり、下腹部痛、頭重、めまい、肩こり、耳鳴り、動悸などに効果的である。

こんなタイプに!

- 気虚
- 血虚
- 瘀血
- 水毒

桂枝加竜骨牡蛎湯《けいしかりゅうこつぼれいとう》

成分

桂皮《けいひ》、芍薬《しゃくやく》、大棗《たいそう》、生姜《しょうきょう》、
甘草《かんぞう》、竜骨《りゅうこつ》、牡蛎《ぼれい》

期待効果

不安精神症、気分の鎮静、
イライラ、不眠など

こんなタイプに! ●気逆

半夏厚朴湯《はんげこうぼくとう》

成分

半夏《はんげ》、茯苓《ぶくりょう》、厚朴《こうぼく》、蘇葉《そよう》、
生姜《しょうきょう》

期待効果

気の巡り促進、不安神経症、
神経性胃炎、
咽喉や食道部の異物感、
せきなど

こんなタイプに! ●気虚 ●気逆

十全大補湯《じゅうぜんだいほとう》

成分

黄耆《おうぎ》、桂皮《けいひ》、地黄《じおう》、芍薬《しゃくやく》、
白朮《はくじゅつ》、川芎《せんきゅう》、当帰《とうき》、人参《にんじん》、
茯苓《ぶくりょう》、甘草《かんぞう》

期待効果

体力虚弱、気力喪失、
健胃整腸、疲労倦怠、
食欲不振、寝汗、感冒など

こんなタイプに! ●気虚 ●血虚

牛車腎気丸《ごしゃじんきがん》

成分

地黄《じおう》、山茱萸《さんしゅゆ》、山薬《さんやく》、沢瀉《たくしゃ》、
茯苓《ぶくりゅう》、牡丹皮《ぼたんぴ》、牛膝《ごしつ》、
車前子《しゃぜんし》、桂皮《けいひ》、附子《ぶし》

期待効果

慢性疲労、むくみ、口渇、下肢痛、
腰痛、しびれ、かゆみ、排尿困難、
頻尿、肩こり、頭重、耳鳴り、
関節痛、神経痛、腰痛、筋肉痛など

こんなタイプに! ●気虚 ●水毒

気《き》・血《けつ》・水《すい》 すべてのタイプに効く マルチな温裏薬

「気・血・水」のバランスを整え、
体を温めがら体調を良い状態に維持する“温裏薬”。
「ちょっとした調子が悪いな」というときに
どの体質タイプの方でも効果が期待できる
便利な生薬です。

体を温める＝温裏薬

乾姜《かんきょう》

附子《ぶし》

桂皮《けいひ》

細辛《さいしん》

呉茱萸《ごしゅゆ》

など

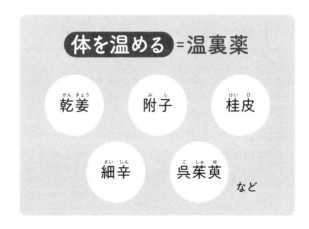

おわりに

ずっと続く〝幸福やせ〟が私の願い

患者さんが、私の診療で体質を改善し、お会いするたびにスマートになって輝いていく様子は、見ているだけでうれしいものです。

そして年齢、性別に関係なく、みなさん本当にキラキラと輝いて幸せそうにしていらっしゃいます。

いくら体重が減ったとしても、しおれたような姿になっているとしたら、それは「気・血・水」のめぐりが滞ってしまっています。

ストレスで悲壮感たっぷりの年齢も老けて見えてしまうやせ方は、私のダイエットの観念では失敗だと思います。

「やせてすご〜く快調です！」

と明るい声で言われてこそ、ダイエット診療は成功なのです。

「漢方で勝手にキレイに自然やせ」では、太ってしまった原因に自分で気づき、自発的に改善をしていく行動療法を行ないます。

「〜〜してはダメ」という禁止項目や食べていけないものはなく、量さえ控えれば、甘いものや油っこいもの、お酒だって飲んでOKです。

人は自分の決めたことしかしません。他人から強制されたことでは、モチベーションが上がらず、長くは続きません。

やはり「心」が重要であると私は考えます。

そのためには自分にゆるく、失敗しても前向きに気持ちを切り替えて再チャレンジできるしなやかな心を持ちましょう。

日々の体重に一喜一憂せず、正しく実践すれば、すべての人に、やがて結果がついてきます。

患者さんが焦らないでゆっくりやせていくときに、側に伴走者として私がいられることを、とても誇りに思います。

今日も約10万人の成功者の姿が〝幸せパワー〟となって、私の体をめぐっています。だから私も、快調そのものです。

工藤孝文

漢方で心と体を整えて
食べぐせを直し
ラクラク気持ちよく
一生太らない体を手に入れる！

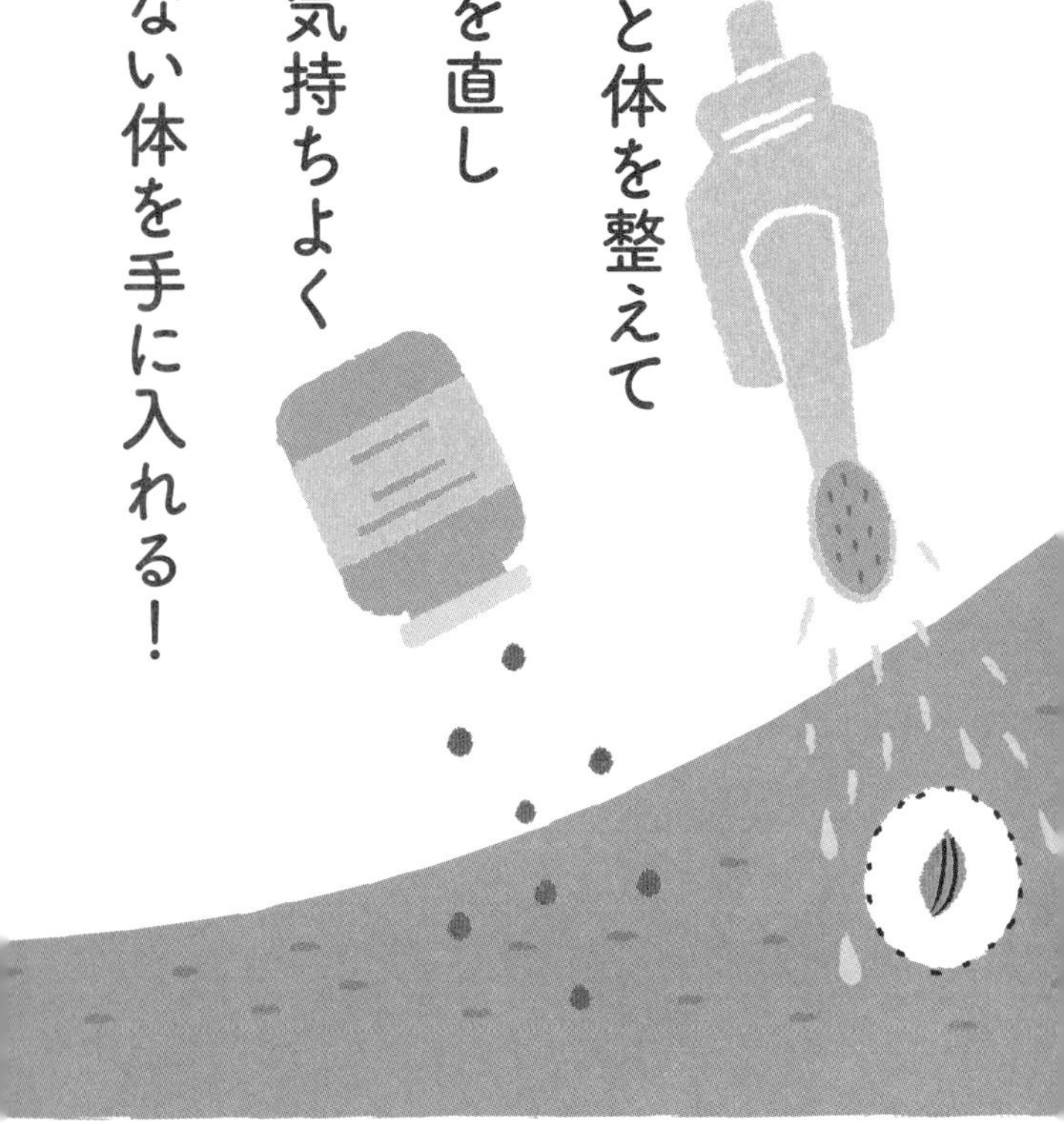

そして
ステキに輝きましょう

[参考文献]

■ Nakayama T et al：J. Ethnopharmacol. 109（2）：p.236,2007
■相原直樹ほか：胆道 8（1）：p.9,1994
■ Ohta Y et al：Phytother. Res.：12（1）：p.5,1998
■ Toda S et al：和漢医薬学会誌 4（2）：p.77,1987
■山野繁ほか：漢方と最新治療 4（3）：309-313,1995
■山野繁ほか：和漢医薬学会誌 11：38-43,1994
■川久保明利ほか：和漢医薬学会誌 9：252-258,1992
■石山太朗ほか：医学と薬学 16（1）：177-183,1986
■鳥谷葉子ほか：産科と婦人科 59（2）：314-318,1992
■千村哲朗ほか：産婦人科の世界 39：107-111,1987
■村瀬賢一ほか：Prog. Med. 20（2）：377-379,2000
■松本泰二ほか：臨床と研究 69（10）：327-332,1992
■周東寛ほか：漢方と最新治療 23（3）：255-260,2014
■丸浜喜亮ほか：新薬と臨床 36（6）：104-106,1987
■大野晶子ほか：和漢医薬学雑誌 18：33-38,2001
■許凰浩ほか：東方医学 28（1）:37-59,2012
■日置智津子ほか：Pharma Medica 25（9）：43 − 48,2007
■岩崎誠ほか：肥満研究 13（2）：137 − 142,2007
■伊藤隆ほか：日東医誌 56（6）：933-939,2005
■周東寛：医学と薬学 63（3）：479-484,2010
■関根紀世：Prog. Med. 24（11）：2803-2806,2004
■大原紀彦ほか：Prog. Med. 22（1）：156-158,2002
■ Asami OBA et al：Kawasaki Journal of Medical Welfare 18（2）：29-36,2013
■喜多嶋修也ほか：日東医誌 43（5）：p.63,1993
■長澤克俊ほか：日本小児科学会雑誌 105（6）：p.681,2001
■仙頭正四郎ほか：Therapeutic Research 20（6）：2021-2028,1999
■小田隆晴ほか：山形県病医誌 39（2）：108-111,2005
■吉田麻美ほか：日東医誌 49（2）：249-256,1998
■卜手公一ほか：J. Trad. Med. 19（4）：148-152,2002
■田中政彦：Pharma Medica 25（9）：53-55,2007
■横瀬友好ほか：漢方と最新治療 15（2）：p.153,2006
■ Mizoguchi K et al：Pharmacol. Biochem. Behav. 75：p.419,2003
■ Mizoguchi K et al：Life Sciences 2002：72（1）：67-77 doi:10.1016
■ Li LF et al：Fitoterapia 2012：83（1）：93-103 doi: 10.1016
■大原健士郎ほか：新薬と臨床 34（1）:131-141,1985
■窪田三樹夫：Prog Med 14：2804-2812,1994
■山際幹和ほか：耳鼻臨 84：555-563,1991
■ Tsujimura A et al：Aging Male 2008：11（2）：95-99 doi:10.1080
■ Ito A et al：Molecules 18：10014-10023,2013
■村山千明ほか：phil 漢方 52：43-45,2015
■村田健太ほか：phil 漢方 70：26-27,2018
■宮澤仁朗：精神科 14（6）：535-542,2009
■篠崎徹：漢方診療 18（2）：42-44,1999
■清水純也：医学と薬学 73（4）：415-422,2016
■ Wang Y et al：Phytotherapy Research 2005：19（6）：526-529 doi:10.1002
■ Journal of Pharmacy and Pharmacology 2000：52（11）：1425-1429 doi:10.1211
■ Kagohashi K et al：Biomedical Reports 2016：4（3）：384-386 doi:10.3892
■大原健士郎ほか：新薬と臨床 34（1）:131-141,1985
■朝元美利：日本東洋心身医学研究 20（1）：51-54,2005
■ Kenta Murata et al：Front. Pharmacol. 2018 doi: 10.3389/fphar.2018.01216
■尾崎哲ほか：日本東洋心身医学研究会誌 7（2）80-88,1992
■工藤千秋ほか：新薬と臨牀 64（10）：1072-1083,2015
■ Makoto Ohsawa et al：J Alzheimers Dis 1(1),229-235,2017
■横山浩之：小児疾患の身近な漢方治療 6：70-89,2007
■大竹智子：日本東洋心身医学研究 19（1/2）：31-36,2004
■佐野敬夫ほか：産婦人科漢方研究のあゆみ 10：67-71,1993
■尾崎　哲ほか：日本東洋心身医学研究 12（2）：98-106,1997
■山本孝之：和漢医薬誌 11：374-375,1994
■尾崎哲：漢方診療 10（4）：42-45,1991

本書は日本文芸社より刊行された『ゆるやせ漢方ダイエット』を文庫収録にあたり、大幅に改筆、再編集のうえ、改題したものです。

工藤孝文（くどう・たかふみ）

糖尿病内科医・統合医療医・漢方医。

福岡大学医学部卒業後、アイルランド、オーストラリアへ留学。

現在、福岡県みやま市にある工藤内科院長として、地域医療に力を注いでいる。

専門は、糖尿病・高血圧・脂質異常症などの生活習慣病、漢方治療・ダイエット治療など多岐にわたる。

ＮＨＫ「あさイチ」、日本テレビ「世界一受けたい授業」、フジテレビ「ホンマでっか!?ＴＶ」などテレビ出演多数。

著書・監修書は１００冊以上におよび、Ａｍａｚｏｎベストセラー多数。『やせる出汁』（アスコム）は15万部突破のベストセラーとなっている。

日本糖尿病学会・日本高血圧学会・日本肥満学会・日本東洋医学会・小児慢性疾病指定医。

知的生きかた文庫

漢方《かんぽう》で勝手《かって》にキレイに自然《しぜん》やせ

著者　工藤孝文《くどうたかふみ》
発行者　押鐘太陽
発行所　株式会社三笠書房
〒一〇二-〇〇七二　東京都千代田区飯田橋三-三-一
電話〇三-五二二六-五七三四〈営業部〉
〇三-五二二六-五七三一〈編集部〉
https://www.mikasashobo.co.jp
印刷　誠宏印刷
製本　若林製本工場

ISBN978-4-8379-8868-7 C0130